告発・電磁波公害

松本健造 著

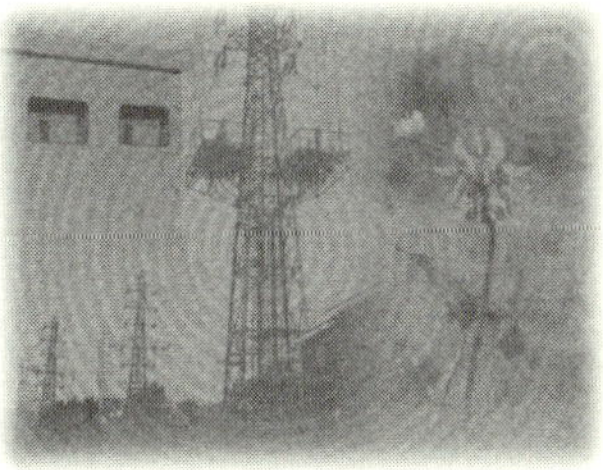

緑風出版

まえがき――「ゆでがえる」になるまえに

電磁波問題を取材して六年になる。国内初の小児白血病の疫学調査の結果をスクープ報道したり、電磁波の健康影響の基準作りに取り組むＷＨＯの動きを紹介したり、何とかこの問題を広く知ってもらいたいと努力したが、その怖さを判ってもらえないもどかしさをずっと感じてきた。どうしたら分かってもらえるのか、思案する中で、「ゆでがえる」の言葉が浮かんだ。

熱いお湯にカエルを入れると、驚いて飛び跳ねる。だが、水の中に入れて少しずつ熱すると、カエルは、温度の変化に気づかない。摂氏五〇度まで上がると、そのまま、ゆでられて死んでしまう。「ゆでがえる」になるまで、なぜ、温度の変化に気づかないのか。人間のような定温動物と違い、「熱い」という感覚を持たない変温動物だからだ。

「ゆでがえる」の話は、よく危機管理（リスクマネジメント）にたとえて使われる。異常を異常と気づかず、長年にわたって慣れるうち、それが日常の風景になり、破局を迎えた時には手遅れになるというたとえだ。

そのひとつが、今の「格差社会」の問題だろう。今ならだれもが気づくこの「異常」の種は、二〇年ほど前にまかれた。リクルート事件でその一端が明るみに出たが、多くの政治家や高級官僚らがわいろと引き替えに骨抜きにした職安法改定や、派遣業法の制定などの「労働市場の大幅緩和」だ。数人の政治家や官僚らが逮捕・起訴されたが、この労働環境の改悪は不問に付されたまま、元に戻されなかった。世間も単なる汚職事件、スキャンダルとみて、将来の危険性に気づかなかった。

電磁波問題も今、ほとんどの人がその危険に気づかない点では同じだ。人間には五感があるが、電磁波を感じる感覚器官はない。熱さを感じないカエルのように、多くの人は強い電磁波を浴びても痛くもかゆくもない。

それでも、電磁波を長期に浴びて電磁波過敏症を発症する人もいる。かつて、カナリアが有毒ガスの危険を知らせるため、炭坑などに持ち込まれた時代がある。過敏症に苦しむ人たちは、電磁波の危険を知らせる「現代のカナリア」といえるが、国も医学界もそうした症状の存在自体を長年、無視してきた。

だが、この「慢性曝露」の電磁波の危険が欧米で問題となってから、まもなく三〇年になる。米国の女性科学者ワルトハイマーが、四年がかりで手弁当で調べた小児白血病の疫学調査を一九七九年、専門誌『アメリカン・ジャーナル・オブ・エピデミオロジー』に発表した。「送電線に近い家にすむ子供は、そうでない子供に比べて白血病の発生リスクが三倍、脳腫瘍のリスクが二・四倍で、電線に近づくほどリスクが高くなる」という結果だった。

だが、この発表の直後に米国でスルーマイル島の原発事故が起きたため、日本では全く報道されず、電磁波問題に世間の関心が向くことはなかった。

それ以来、この慢性曝露の危険を示す疫学調査は、米国やスウェーデンなどから相次いで発表され、今では、欧米では「二一世紀最大の公害」と言われるまでになっている。WHO（世界保健機関）が九六年から、電磁波の健康影響を調べる組織「国際電磁界プロジェクト」を発足させたのも、その影響の大きさを認めているからだ。発足当時のプロジェクトの文書には「第二のアスベストやたばこの轍を踏んではならない」とまで言い切っていたほどだ。

この一〇年越しの研究の成果を盛り込んだ新指針「超低周波電磁波の環境保健基準」（EHC二三八）がようやく、二〇〇七年六月にWHOのホームページで発表された。この機会に、多くの人に電磁波問題を知ってもらおうと、この本を書くことを思い立った。

目次

告発・電磁波公害

第三章　現場からの報告、その三（労働現場）　85

第一章　現場からの報告、その一（超低周波編）

瀟洒なマンションに潜む恐怖、階下の電気室で記憶障害

何も知らずにマンション購入

街中を走る送電線は、目に見えるだけ、マシかもしれない。不安なら、近寄らないようにできる。だが、マンションのような建物は「ブラックボックス」状態だ。厚いコンクリート壁の向こうに電気室や配電盤、電力ケーブルがあっても、誰もが「電磁波は遮断される」と思うが、実は、この超低周波の電磁波は、何の邪魔も受けずに素通りする。

ここで紹介するのは、部屋のコンクリート床の下から強力な電磁波が突き抜けているのを知らず、七年間も浴び続け、若年性痴呆症のような状態に追い込まれた主婦の体験だ。

奈良県奈良市西部の近鉄奈良線の駅に近い瀟洒な鉄筋五階建てマンションがその舞台だった。山下可津子さん（仮名、四八）一家は、一九九四年三月の新築時に購入して住み始めた。結婚当初から賃貸マンションに住み、子供を産めるような部屋が欲しいと物件を探していた山下さんは、車で偶然、看板が立ったモデルハウスの前を通った。最後の一部屋が残っていた。紹介

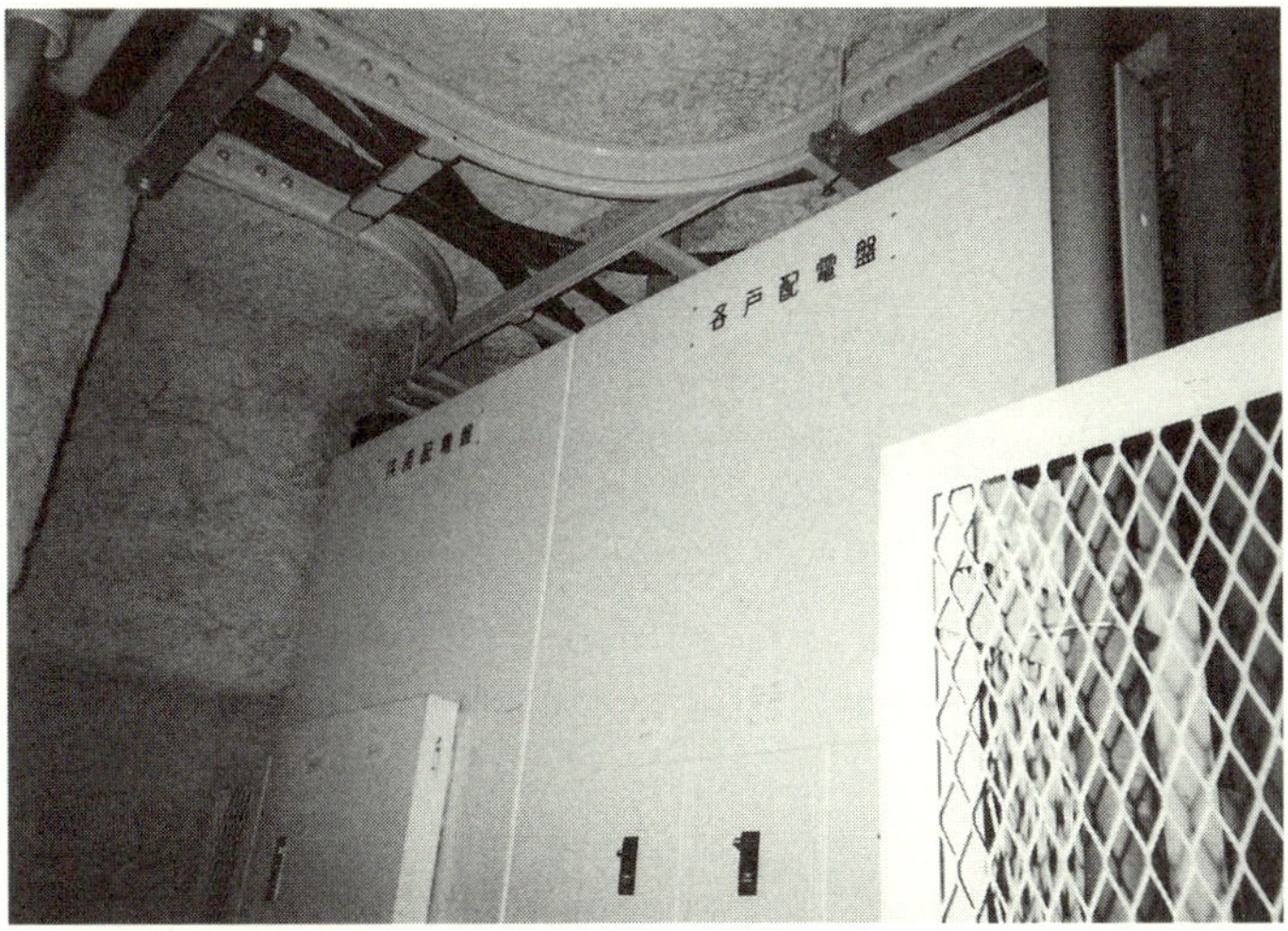

寝室の床の下は電気室だった。各戸に電気を送る黒いケーブルか何本も天井をはう＝奈良県奈良市内で

されたのは、一階の玄関ホールの真上の部屋で、三ＬＤＫの機能的な間取りだった。しかも、「階下が部屋でないので、子供が騒いでも、下に迷惑をかけなくてすむ。幸運に思えました」。

その階下が原因で悪夢のような事態が起こるとは、当時、知るよしもなかった。一人目の子供は妊娠三カ月で流産したが、再び妊娠し、翌年には待望の第一子が産まれた。一年間は子育てに専念したが、得意な英語を生かせて在宅でやれる仕事をと、翻訳を始めた。大きな仕事も入ってくるようになった。海外の大学が監修した英語教本を日本人向けに翻訳するのも、その一つだった。

体の異変を強く感じるようになったのは、この頃からだ。日に日に疲労感と倦怠感がつのり、翻訳のためにパソコンに向かうと、ボーっとして考えることができなくなった。「どうしたんだろう」と思った。「思考の回路が止まる感じでした」。仕事が進まず、翻訳の納期を二度も延ばしてもらった。以前なら三カ月で仕上げられる仕事が半年以上かかった。

当然、日常生活も思うようにいかなくなった。夜、ぐっすり眠れない。いつも頭に霧がかかったような感じで、ずっしりと頭が重く、記憶力や判断力が悪くなる一方だった。

長女が四歳になった九九年のことだ。子供の通う幼稚園の学習発表会で、子供たちが使う道具を母親たちが手分けして作ることになった。毛糸を五〇回巻いてぼんぼりを作るだけで、簡単な作業のはずだった。ところが、いざ、毛糸を巻き始めると、途中で頭がボーっとなり、二〇回ほどになると、何回巻いていたのか、判らなくなった。わずか一〇個のぼんぼりを作るのに、三時間以上もかかった。

「私はもしかして、若年性の痴呆症になったのかと思った。なぜ、こんなに簡単なこともできなくなってしまったんだろうと情けなかった」。

その後も、不眠症が続いた。熟眠できず、二、三時間ごとに目が覚めた。

同じ部屋に寝ていた長女も、夜はぐっすりと寝ていたが、朝になるとボーっとすることが多くなった。朝起きると、「頭が痛い」とよく言うようになった。幼稚園の先生から「午前中はボーっとしている。午後になると、段々と元気になる」と言われていた。

マンションの役員をしていたが、カギを預かっても忘れた。クリーニングに行こうと外に出ても、どこに行くはずなのか忘れた。子供が通う英語の塾の日を忘れ、何度もすっぽかした。忘れないように朝、カレンダーに書いて思い出すようにしていても、昼には忘れていた。「自分が情けなかった。友人とテレビを見ていても、筋が判らなくなり、感想を言われても何のことか、のみ込めなかった」。その日の日付や曜日がすぐに出てこなくなって困ったという。一瞬、季節が分からなくなり、しばらく考えてジワッと分かる状態だった。

記憶力がなくなる恐怖と闘う毎日となった。「真っ暗なトンネルの中にいて、出口が見えない状態でした。蛍光灯が一つ一つ消えていく感じだった」という。自殺を考えたのはそんな時だった。眠れないまま、午前二時か三時になっていた時、ふと上を向くと照明のシャンデリアが目に入った。「これにひもを引っかけたら、首をつれるのかなと思った。死んだら楽になるかなと思った」。

頭がおかしくなったと思い、病院に行きたくなった。でも、神経科に行くのには抵抗感があった。「だれにも言えなくて、涙がしょっちゅう、流れました」。自分というものがなくなって、何も考えられない人間になるという不安感にさいなまれた。

山下さんが暗闇から脱出できたのは、九八年七月から東京都内に単身赴任中だった夫の誘いのおかげだった。三年間で帰ってくる約束だったが、東京の仕事が長引くという。「都内にマンションを借りて、一緒に住まないか」と言われた。子供をこれ以上、父親不在にするのはかわいそうだと思った。山下さん自身も環境を変えたかった。

寝室の下に関電の変電装置が

奈良に戻ってくるまで、部屋を貸すことにした。近所の不動産会社の仲介で、借り手を捜してもらった。借りたいと言う人とのやりとりの中で、「寝室の下は何?」と尋ねられた。翌日、部屋の見取り図を持ってマンションの周囲を歩いてみた。

寝室の下あたりの壁に「関西電力」の文字が書かれているのが目に入った。管理人に尋ねると、関電の変電装置と言われた。突然、一年前の出来事を思い出した。「あのビービーは、このせいだったのかしら」。

マンションの友人の一人が電磁波測定器を持っていた。二ミリガウス(〇・二マイクロテスラ)以上だと、アラームが鳴る簡易なものだった。山下さんが「体の調子が悪い」と言うと、友人は、電気製品とかの電磁波をいろいろ測って見せてくれた。

寝室に来ると、「ビービー」と鳴りっぱなしになった。その時は、「なぜ鳴るのかな。近くに何かあるのかな」と少し不気味に思ったが、そのままにした。「あのとき、寝室の下が電気室と気づいていたら、寝る場所を変えるとか、何か対策を取っていたと思う」。その一方で、あの頃は何事にも思考力が鈍っていた気がするという。

関西電力と書かれている扉の向こうが電気室とわかり、きちんと調べなければとインターネットで手がかりを探した。大阪の会社「フルモト商事」(電話〇六・六四五六・一六八〇)が電磁波測定器を扱っているのを知り、通信販売で購入した。〇一年七月のことだった。マンション購入から丸七年が経っていた。トリフィールドメーターといい、電磁波を全方位で測定できるもので、早速、寝室を測った。

床に置くと、ビューンと針が動いた。最高で五〇ミリガウスを超える値を示した。他の部屋ではほとんど動かなかっただけに、「エー」と驚いた。とっさに、当時六歳で幼稚園年長組の長女のことが頭に浮かんだ。「しまった、取り返しのつかないことをした。娘をこんなところに住まわせてしまった」と後悔した。インターネットで、「電磁波は子供の時の方が危ない」と出ていたからだ。体がしんどかったのはこのせいだったのか。思い当たることばかりだった。

山下さんは寝室で眠れないので、この頃は居間で深夜テレビを見るのが習慣だったという。同じ寝室で寝る娘を起こさないためだったが、居間のソファに移ると、よく眠れた。あの時、その理由をもっと考えていたらと山下さんは悔やんだ。居間は、電気室の真上から離れていた。

体調の悪さの原因が分かっても、東京への転居が迫っていた。契約した夫婦から、早く入りたいと申し出があったが、「このままでは自分と同じようになってしまうので、貸せない」と思った。マンションの管理会社に連絡し、「電磁波が寝室に上がらないように、何か処置をしてほしい」と申し入れた。

マンションの管理組合の会長やマンション管理会社の担当者にも、電磁波の測定を見てもらった。「管理会社の人は、これは大変なことなのでシールド（電磁波の遮断）させると言ってくれた。機械（変電設備）の向きを変えるとかも言っていた」と山下さんは言う。「初めは、対策をやってくれる感じでした」というが、最終的には、できないと断られた。

山下さんは、法的に申し入れるしかないと考えた。電磁波の測定をするコンサルタントに依頼して解決を任せた。マンションを販売した大手ハウスメーカーに対し、「返金もしくは同じようなマンションとの交換をしてほしい」と、コンサルタントの測定データ付きの証明書を添え、補償を申し入れた。だが、けんもほろろに断られた。関西電力の担当者の言い分をそのままハウスメーカーが受け入れ、「世界保健機関（ＷＨＯ）の健康保健基準六九（一九八七年作成）の最高限界値五〇〇〇ミリガウスに比べてはるかに低いから、問題ない」という回答文を送ってきた。

やむなく、最初の申し込みは断り、「子供不可」という使用制限をつけ、寝室下の電気室のことも説明し、寝室や書斎などには使わないで欲しいという条件にした。三ＬＤＫの部屋なのに、「二ＬＤＫプラス納戸」という割引家賃で借り主を探してもらうことにした。

山下さんらは、その直後の〇一年八月に奈良のマンションを出た。それ以来、電磁波の発生源をできるだけ避けている。引っ越し先の東京都多摩地域の賃貸マンションを探す際も、事前に夫が電磁波測定器で各部屋を測定し、内外に電磁波がないことを確認した。

転居によって、長女の体調が目に見えてよくなった。奈良にいた時は、朝食の最中に「頭が痛い、ボーっとする、しんどい」としょっちゅう訴えていた。引っ越し後は、頭痛を全く訴えなくなった。奈良ではアトピーで手や足をかゆがったのに、すっかりよくなった。

山下さんの場合、しばらく影響が残った。「こちらに来てから気づいたのですが、電子レンジを使用すると、すごくしんどくなった」。奈良にいた時と同じような症状が出た。頭がボーっとし、気分が悪くなり、体がだるくなった。ソファで三〇分ほど横になって休まなければならなかった。「電磁波が飛んでいるのが、体で分かった」。電子レンジの電源を入れると、居間にある空気清浄器の操作部のランプが点滅することにも気づいた。

最初は「お前の気のせいだ」と信じなかった夫も、ランプの点滅を見て、「怖いね」と分かってくれた。すぐに電子レンジを処分した。電気炊飯器はガス炊飯器に替え、パソコンのモニターも、ブラウン管式から液晶式のものに替えた。「家計が切迫していて、物入りでしたが、体が反応するので仕方なかった。でも、そのお陰で、電気代が以前の半分から三分の一に減りました」。

「引っ越してからは、ずっとよく眠れるようになりました」と山下さんは喜ぶ。何よりも、目覚めた後の体の疲労度が違うという。朝から爽快で、いろんなことが意欲的にできるようになった。

翻訳の仕事も楽にできるようになった。〇四年春から秋にかけて、英国の大学が出版する英語教本の日本語版を担当した。「すごく楽にやれた。翻訳にかかる時間が短縮し、頭がさえてきた。かすみが取れた感じです。以前は、言葉を探しながら絞り出すようにしていたのが、今回は楽に言葉が出てきました」と説明する。

しかし、完全に回復したわけではない。体調が良くなったり悪くなったり波がある。パソコンに向かっていると頭がボーっとすることがある。そんな時はシャワーを浴びたりする。物忘れが気になり、〇四年にMRI（磁気共鳴断層撮影）で頭を調べてもらったら、ラクナ梗塞が見つかった。「病的なところではないが、注意欠陥障害がある」と言われた。

ラクナ梗塞は、九九年に元代議士で東京農大教授の栗本慎一郎氏がかかったことで、一般にも知られるようになった。脳の奥にある細い血管（直径〇・二〜〇・三ミリ程度）が詰まって、その部分の神経細胞に酸素や栄養が行かなくなり、死滅してしまう。物忘れや手の震え、舌のもつれなど軽い症状が出るが、すぐに消えるため見逃しがちだ。ラクナ梗塞が進行すると、アルツハイマー病などの痴呆になることもある。

山下さんは〇六年五月からイヌを飼い始めた。医者から「健康のために、一日三〇分ほど散歩をしなさい」と言われ、犬の散歩を兼ねて外に出るようにした。最近、脳を鍛える小型の電子機器で測ったら、脳年齢が二〇代前半と出て、一安心している。

送電線下から脱出、自宅を引っ張る

送電線の下で電磁波過敏症に

日本では、住宅の真上を通る高圧送電線は見慣れた光景だ。電力業界や国が「電磁波の健康影響はない」と言い張り、規制をしてこなかったからだ。

それでも、「自分の命と健康は自分で守る」と、送電線下にあった自宅をレールに載せて数十メートルも引き離し、電磁波の曝露を減らした人たちがいる。

山形県米沢市で不動産会社を営む前山英市さん（六七）も、その一人だ。一九九三年一二月、米沢市の隣にある川西町に木造三階建ての自宅を建てた。普通の家の三軒分（四六七平方メートル）もある家に、翌月から前山さん夫婦と息子夫婦、孫三人の三世代が暮らしてきた。

ところが、住み始めて三年後ぐらいから、前山さんの体調に異変が起きた。寝汗をかき、よく眠れなくなった。何が原因だろうかと思いながら、外を見ると、家の上の三分の一ほどを通る高圧線が目に入った。当時は気にならなかったが、前山さんの寝室はちょうど、高圧線の真下の位置にあった。

「その部屋に行くと、頭がスッキリしない。モヤーッとした」。前山さんのことを人づてに聞いた友人から、「高圧線の下に住んでいるんだべ。そこらに原因があるのでは」と言われた。自宅の上を通過する高圧送電線の電圧は六万六〇〇〇ボルトで、高さは一九メートルあった。

前山さんは、東北電力米沢支社に連絡し、担当者に来てもらった。九六年のことだった。高圧線が健康に悪いのではないかと尋ねても、「何も影響はないよ」と言われた。何度聞いても否定された。結局、何となく体調が悪いのかなと思うしかなかったという。

そんな時、民放テレビの番組で送電線の健康影響問題を取り上げているのを見た。「私も高圧線の下だから、電磁波が原因なのでは」と思い、再び東北電力の担当者を呼んだ。「テレビでもやっていた」と言っても、体調の悪さとの関係は否定された。「小さな会社ではないし、東北電力はうそを言わないべ」と思って、引き下がった。

同じ年の九七年三月三一日夜、前山さんの体はとんでもない事態に陥った。「一時間おきに目が覚めた。汗をかいた。キンキンと耳鳴りがした」。孫たちのために建てた鯉のぼりの柱が庭に立っていた。その滑車が回る音かなとも思い、立とうとしたが、体がよろけた。滑車の音ではなかった。自分の体の異常な感じに驚き、寝ていた妻を起こした。

「何だか、体がおかしい」。そう話そうとしても、口が分厚くなった感じでしゃべれなかった。午前一時だったが、息子に車に乗せて米沢市内の病院に連れて行ってもらった。点滴をしても

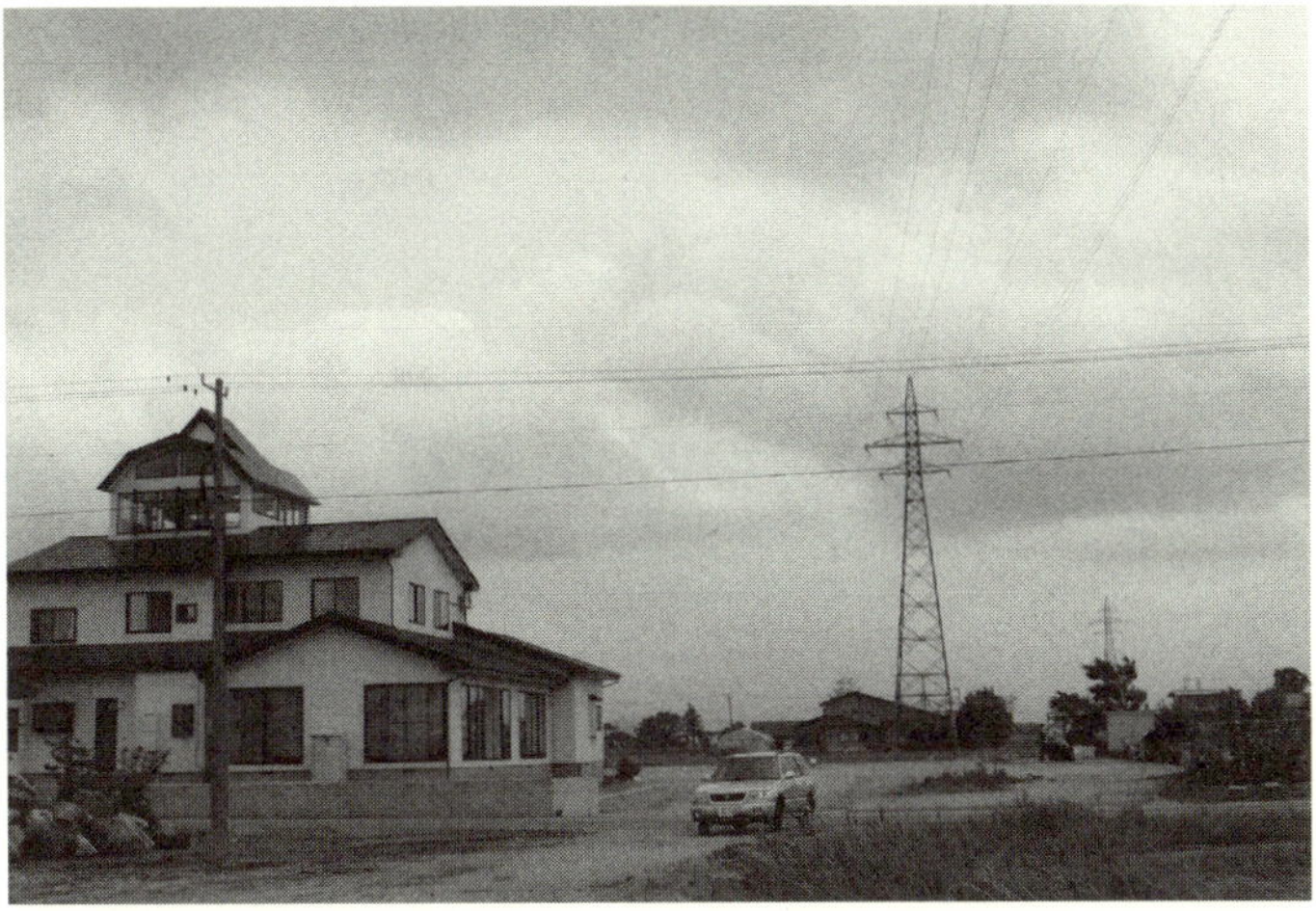

高圧送電線の下から左方へ20メートルほど移した住宅。一家の体調がよくなったという＝山形県川西町内で

血圧が一九〇もあった。応急措置をしてもらい、帰宅した時は午前五時になっていた。

午前八時に再び同じ病院へ行ったが、脳の内部を調べる断層装置がなく、米沢市立病院へ移った。検査の結果、「動脈硬化がひどい。急性脳梗塞みたいな状況だ」と言われ、薬を処方してもらった。

倒れてから一週間後にようやく、経営する不動産会社に出勤することができた。しかし、車に乗ると二〜三キロ走るだけで血圧が上がった。そのたびに従業員の車で病院に連れていってもらった。救急車を呼ぶことも何度もあった。自律神経失調症と診断された。

自宅に戻っても、「寝室に行くと、頭がフワーッという感じになった。頭全体がシワシワになる感じだった」と振り返る。そして、歩けなくなった。物忘れもするようになった。「なぜこんなことになったのか」と病院で訴えても、聞いてもらえず、精神科に回された。

体調不良の原因が分からないまま、月日が過ぎた。そして、二〇〇一年に入ると国内で再び、電磁波問題が社会問題としてマスコミで取り上げられ始めた。二〇〇二年夏には、送電線などから出る超低周波電磁波で小児白血病の発症リスクが二倍以上に増えるという国内の疫学調査の結果が新聞やテレビに出た。

前山さんは再び、東北電力の担当者を呼んだ。自分の寝室を見せた後、玄関をはさんで向かい側の座敷を見せた。「寝室でなく、この座敷の部屋で寝るとよく眠れる」と訴えた。東北電力の担当者に電磁波測定を頼むと、一階の寝室が五ミリガウス（〇・五マイクロテスラ）で、孫たちのいる二階の部屋は六ミリガウスあった。

しかし、東北電力の担当者から「この数字ではたいしたことがない」と言われた。「たいしたことないと言っても、ここで寝ていて体調が悪くなった」と引き下がらなかった。根負けしたのか、東北電力米沢支社の担当者は「山形支店の送電課に電話をしてください」と言った。

数日経った午後四時ごろ、山形支店の副長が担当者とともに来た。ところが、電磁波測定器で計っても、数字が全然出ない。「ゼロです」と副長は言った。「ゼロとは信じられない。測定器が故障しているのではないか」と前山さんは疑った。送電線に近い二階の部屋で測っても数値はゼロだった。

「そういえば部屋に立っていると、いつものように、頭全体がズーとしない」。前山さんはおかしいなと思ったが、一時間ほど、副長と「器械が故障しているのではないか」と押し問答を繰り返した。

そのうち、副長は「電話を貸してくれ」と言った。どこかに電話をした副長は電話を切ってから、「通電していない」と打ち明けた。送電の切り替えの時は送電線に電気を送らない場合がある。電磁波がゼロというのはそのためだという説明だった。「今日は通電していないので、帰ります」と立ち去った。

二週間後に同じ副長が再訪し、部屋の電磁波を測定した。四～六ミリガウスの数値が出た。「出ただろう」と前山さんが言うと、副長は「出ました」と言った。そこで、前山さんが「体調を崩した」と言うと、副長は、座敷の部屋を指し、「いったん、この部屋で寝ていて下さい。対処します」と言って帰った。

前山さんは、その前から電磁波測定器を買っていた。測定器を部屋に置いて値が低いかどうかを確かめてから寝るようにした。ある日の午後九時ごろ、測定器の値がゼロとなっていた。気持ちがよかった。普段なら頭がジーというのに、「静かだな」と思って、久しぶりに寝室で寝た。だが、一時間あまりしてから、目がさめた。頭がチクチクし始めた。測定器を見ると数字が五ミリガウスに変わっていた。送電線に通電したのだった。

対処するという言葉を信じて連絡を待っていると、副長から、断りの電話が来た。「所長と話したが、部屋の値が二〇ミリガウス以上でないと対応できないと言われた」という説明だった。

前山さんは納得できず、「人によって体調が違うだろう」と、あくまでも電磁波を減らす対策を求めた。副長は二回ほど来たが、「会社は（対策をすることが）できません」と繰り返すだけだったという。

対策を断られた前山さんはあきらめなかった。健康な体を取り戻したいと、東北電力の所長あてに要望書を出した。

「私は、東置賜郡川西町大字洲島二三八七番地に住所がある前山英市です。平成六年（一九九四年）一月一七日に、川西町大字字砂田五九四〇の一に住宅を新築し、現在まで居住しております。平成一一年（九九年）頃より、体に変調をきたしました。血圧が高くなり、夜眠れず、精神的に不安的な毎日を送り、原因が分からずにおりました。私の家の上を、送電線が走っております。川西線三九号から四〇号の間に、私の住宅が三分の一のところに、送電線がありま す。その部屋の下で私は寝起きをしておりました。その部屋に入ると、頭全体が『ジーッ』という音に悩まされておったのです。それで東北電力の〇〇〇〇課長様、△△△副長様に数度来ていただいて、その状況を話し電磁波を測定していただきました。送電線から一番離れた部屋では、電磁波が一・二ミリガウスの数字しか表れませんが、私の部屋では五・〇ミリガウスあり、二階の送電線の下の部屋では六・〇ミリガウスの数字が確認できました。私は、その電磁波のせいで体に変調をきたしていたことを確認したのです。それで、〇〇〇様をはじめ、△△△様に、電磁波の数字が出ないような対策をお願いいたしましたが、『今のところ何もありません』と言う答えだけです。

私の家族は、三歳の孫をはじめ、八人の家族構成です。家族の中にも、私と同じように体の変調をきたし、悩んでおります。孫たちも体に変調を感じるようになれば、取り返しのつかない、そして元に戻らない体になると思います。だから、今すぐに、私の家の頭上より、送電線を移動するようお願いいたします。」

平成一五年六月一八日　　前山英市

だが、この要望も無視された。前山さんは、インターネットで電磁波の情報を集める一方で、山形市内の弁護士に相談した。「裁判は時間がかかるので、まず、裁判所で調停に持ち込もう」と話がまとまった。

弁護士から「健康状態が悪いことを示す診断書が必要だ」と言われ、病院に行った。医師の書類には各種の症状が書かれていたが、「電磁波による」という文言はなかった。やむなく、この診断書をもとに、調停を申し立てた。

裁判所の調停の部屋に、仙台の東北電力本社から四人の弁護士や担当者など計九人が現れたという。前山さんの方は、弁護士と前山さんの会社の従業員の計三人だった。話し合いは二回だけで、東北電力の意向で調停は打ち切られた。

東北電力は「電磁波の影響は何もない」の一点張りだった。話し合いの中で東北電力は「送電線の鉄塔を移動するには、費用が四〇〇〇万円かかる」と説明したという。その時、前山さんは「体が治るのなら、一〇〇〇万から二〇〇〇万円くらい負担してもいい」とも思ったが、弁護士から口止めされた。

調停がだめなら、裁判をやりたいと前山さんは弁護士に訴えた。だが、「この診断書ではだめ、電磁波の影響があるという診断でないと、裁判は無理だ」と弁護士から言われたという。

インターネットで、東京都港区の北里研究所病院で電磁波過敏症を診察していることが分かった。前山さんは予約を取って病院に行くと、「頭に何かをのせられたり、首に何かを下げられたりした」という。電磁波を出して脳の血流などに影響が出るかを調べる装置だった。診察した宮田幹夫医師は、化学物質過敏症の研究や診察で有名だが、電磁波過敏症も研究する数少ない医師の一人だ。

平成一七（二〇〇五）年四月二〇日付の診断書には、病名として「自律神経失調症、中枢神経機能障害」とある。付記として、「他覚的検査所見には明らかな異常が検出されている。問診より、電磁波曝露で症状の悪化をきたす状態となっている。一般に言われている電磁波過敏症（ＷＨＯの言うところの電気アレルギー electric allergy）の状態を示していると考えられるので、極力電磁波曝露を避けることが望まれる」とある。

診断書を受け取る際、前山さんは宮田医師から言われた言葉を覚えている。「自分の身は、自分で守るしか方法がない」「外国では、スウェーデンは送電線の下に家を建てさせない。アメリカでも訴訟を起こした人がいて、被害者に補償した例もある。日本は経済優先だから、認められない。縦横に送電線が走っているので、国も電力会社も立ち行かなくなるから」と。

待望の診断書を弁護士に見せ、「裁判をやってもらいたい」と訴えた。だが、弁護士から「将来、WHOから文書（新環境保健基準、二年後の〇七年六月に発表）が出て、東北電力が態度を変えないと、裁判には勝てない」と断られた。

健康が優先だ

だが、前山さんは、いつか、裁判のできる日が来ると信じた。そして、決心した。「（影響がないという）東北電力の言い分を認めるわけにはいかない。たとえ金がかかっても、まず、健康が優先だ。裁判の結論までには、時間がかかるし、このままでは自分の体が持たない」。

そこで思いついたのは、驚くべき方法だった。「家を引っ張って、送電線の下から離すしかない」。診察のために北里研究所病院に行く前から考えたという。

一番の問題はどんな方法でやるかだ。家を建てた業者に相談すると、「家の中で生活しながらでも、建物を引っ張れる業者がいい」と言われた。

偶然、その技術を持つ業者が隣の米沢市内にいた。曳家《ひきや》専門の株式会社「我妻組」（米沢市成島町二丁目、我妻悦雄社長）だった。

〇五年五月二〇日から、準備の工事が始まった。移動先に建物を据えるコンクリートの基礎を作ったり、移動用のレールを敷いたりしてから、七月一〇日に家を引っ張り始めた。少しずつ動かし、七月二〇日にコンクリート基礎の上に家がのった。二回に分けて計三〇メートルほど移し送電線から一八メートル離れた。本当はもっと離したかったが、敷地の脇に水路があり、それ以上は無理だった。玄関や風呂場などの付帯工事が半年後の一一月末に終わり、移転や付帯工事などで二四〇〇万円近く費用がかかった。

実は、「家を引っ張ってほしい」と我妻組に頼んだとき、理由は伝えなかった。ところが、打ち合わせで我妻社長が来るなり、「（理由は）高圧線だべ。前にも家を一軒、移したから」と言われた。

前山さんは工事の前に米沢市内のその家を訪ねて、様子を聞いた。送電線の鉄塔の下にあった家がその脇に移されていた。「小さい子どもの体調が悪かった。電磁波の影響があると聞いたので三、四年前に移した」と打ち明けられた。

前山さんは不動産業を営んでいるので、送電線下の家を売ったという情報が時々入る。送電線の下にどのくらい家があるかについて、山形简裁で調停の話し合いをした際、東北電力が漏らした。「山形県内には千四、五百軒あるけれど、前山さんのほかには、電磁波で裁判所にまで訴えた人はいません」と言われた。

家を移して一年後に、前山さん方を訪ねた。「体調がよくなり、引っ張ってよかった」「孫たちの調子が戻ったのが何よりうれしい」と前山さんは言った。

一〇歳と七歳の孫は三、四年前から呼吸困難や頭痛などを訴えていた。医者に診てもらっても原因不明だった。二人とも、前山さんの寝室の上にある二階の部屋で寝ていた。送電線の下から離れたら、症状はなおった。

前山さんはしみじみと言う。「夜は脳を休めなければならない時間なのに、電磁波の影響で、眠れない、寝汗をかく、血圧が上がるということが起こる」と。そして、電力会社には送電線の健康被害をなくそうとする姿勢がないと怒る。

「いまだに送電線の下に家を建てる人がいる。なぜ、東北電力はそこから離して建ててほしいと言わないのか。知らないで建てた人は災難だ。北里研究所病院の宮田先生が言っていたように、自分の体は自分で守るしかないのか。電力会社の姿勢は許せない」と言う。

前山さんは、自分の体験を多くの人に知ってもらいたいとホームページを作った（現在は閉鎖）。〇五年七月の『朝日新聞』の山形版で移転のことを紹介されたが、それ以前に地元新聞の記者が取材に来ながら記事は載らなかった。『朝日新聞』の記事が出た後に再び、地元新聞の記者が訪ねてきた。「これからどうするのか」と聞くので、「県内の同じような問題を抱える人を集めて、住民団体を作ることも考えている」と答えたが、なぜか、その記事も載らなかった。

白血病から生還した少年、高圧送電線下で

子供が小児白血病に

東京都東大和市のわずか二〇〇メートル四方の狭い地区で、十数年前、白血病になる子供が相次いだ。小児白血病の発症者は、日本では年間一〇〇〇人前後と言われてきた。〇歳から一八歳までの人口は三〇〇〇万人弱だから、罹病率は一〇万人に三人程度のはずなのに、その比率は異常に高かった。

高圧送電線がそこかしこに張られている東大和の向原地区を訪れた。地区に隣接して多摩変電所があるため、周囲に送電線の鉄塔が立ち並ぶ。地上だけでなく、地下にも高圧送電線が埋まっている。新潟県や福島県の原子力発電所で作られた電力が集められ、この変電所で電圧を下げてから東京・多摩地区の東部や埼玉県の一部に送電している。

五歳の時に引っ越して来て一年半で白血病にかかった子供がいた。「それまで息子（長男）は元気に飛び回っていたのに」と言うのは、小川隆志さん（四八）、博子さん（五一）の夫妻だ。

近くの団地にいたが、同じ学区なのでと、一戸建て住宅を買って移ってきた。家の真上には高圧送電線が通っていた。

　長男は翌年に小学校に入学し、最初のころは何ともなかった。しかし、次第に顔色が悪くなり、遊びから帰ってくると玄関にベタッと座り込んで、「疲れた」ともらした。「唇の色が白っぽいよね」と両親は話した。「今から思えば、貧血だった」と隆志さんは言う。リサイクルシ

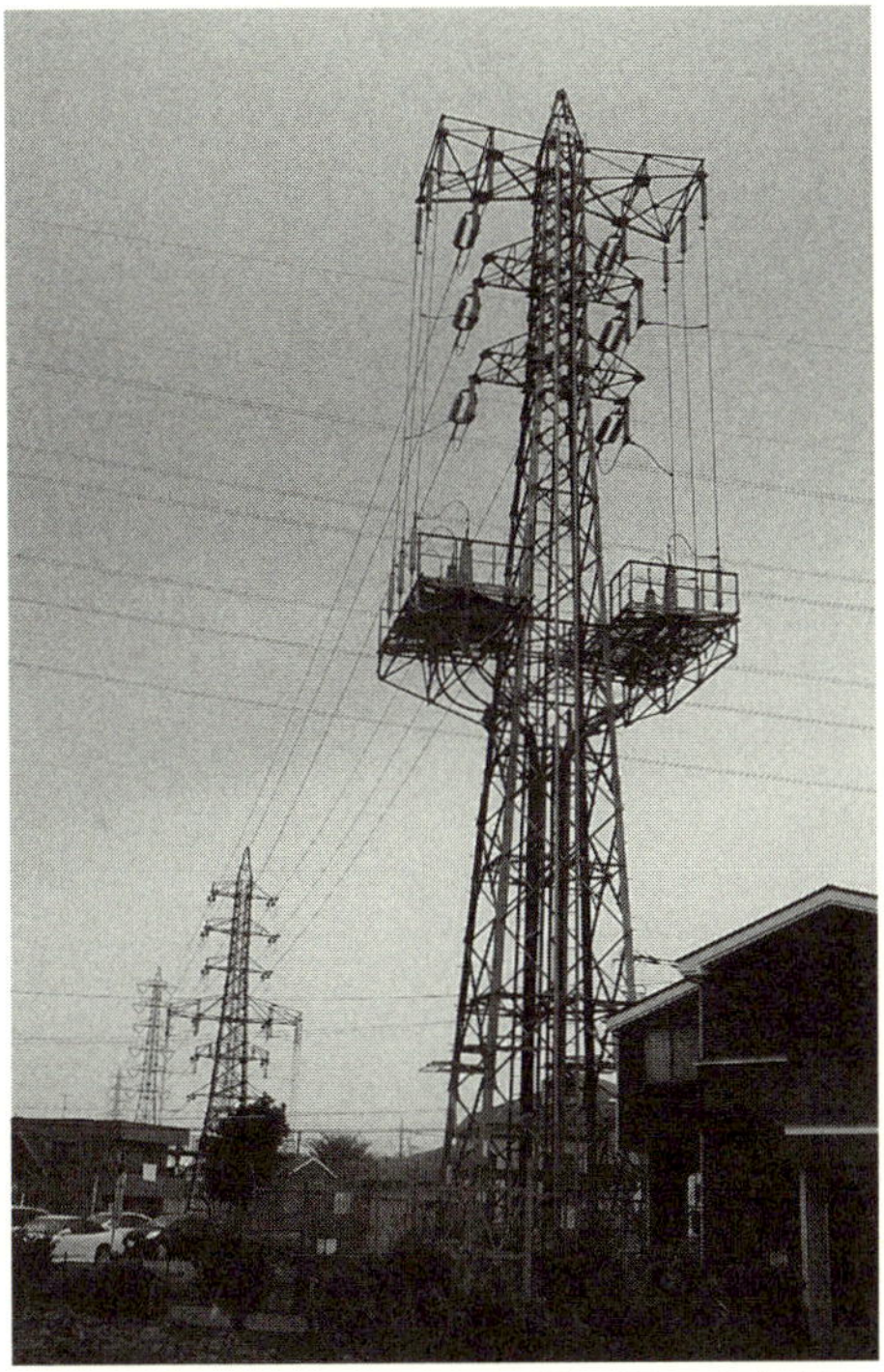

架線を取り外した高圧送電線。外した架線は鉄塔に沿って地下に埋設された＝東大和市内で

ヨップを経営しており、お客からも「顔色が悪いから、病院に連れて行ったら」と言われたこともあった。夏休みの終わり頃のことだった。

そして、一〇月の運動会の時だった。「保育園の頃は、走っても一番か上位だった」（博子さん）のに、走るのが一番遅かった。玉入れの時も、座り込んでしまった。運動会からの帰り道、長男は途中で座り込み、「オンブして」と泣き出した。甘ったれているのかなと思い、博子さんは「歩いて行きなさい」と応じなかったという。

帰ってから「のどが痛い」と言うので、かぜかなと思って病院に連れて行った。「のどははれていないけれど、すごい貧血です」と先生から言われた。「立っていること自体が不思議だ」とも言われた。翌日に検査入院し、病名は白血病だった。清瀬市の都立清瀬小児病院に移り、闘病生活が始まった。

母親の博子さんが大事に保管する当時の看護記録を見ると、苦しい闘病の様子が分かる。一月四日の記録では、普通なら四〇〇〇個から一万個近くあるはずの白血球が、抗ガン剤の投与で血液一ｃｃ当たり一〇〇個にまで下がっていた。次第に回復し、一月二四日は三四〇〇個、一月二六日は三八〇〇個だった。闘病中に白血球数が最も下がったのは、四月二七日の二〇個、四月二八日の一〇個だった。抗ガン剤による白血球数の変動と、それに伴う発熱や嘔吐、洗面器一杯の吐血など、辛い日々が続いた。

「病気のことは、まわりの人間が教えなくても、自分で分かったみたいだった」と隆志さんは振り返る。「息子はつらいとは言ったが、治療が嫌だとは言わなかった。骨髄の検査は相当痛いのに、我慢していた」。

それでも、同じ病室の子供が死んだ時、長男が「次は俺かな」と漏らしたという。「だれかが亡くなっても、看護婦さんは教えない。ほかの病院に移ったよと言うんですが、子供には分かるんですね」と隆志さんは言う。

九三年一〇月一二日に入院して以来、一一カ月間の入院生活が終わった。退院は、誕生日の八月二九日だった。夏休みも終わりで、長男は「学校に行ける」とはしゃいでいたという。ガリガリにやせていて、手すりにつかまってやっと歩いている状態だった。それでも、夏休みの宿題の絵日記を二枚描いたという。

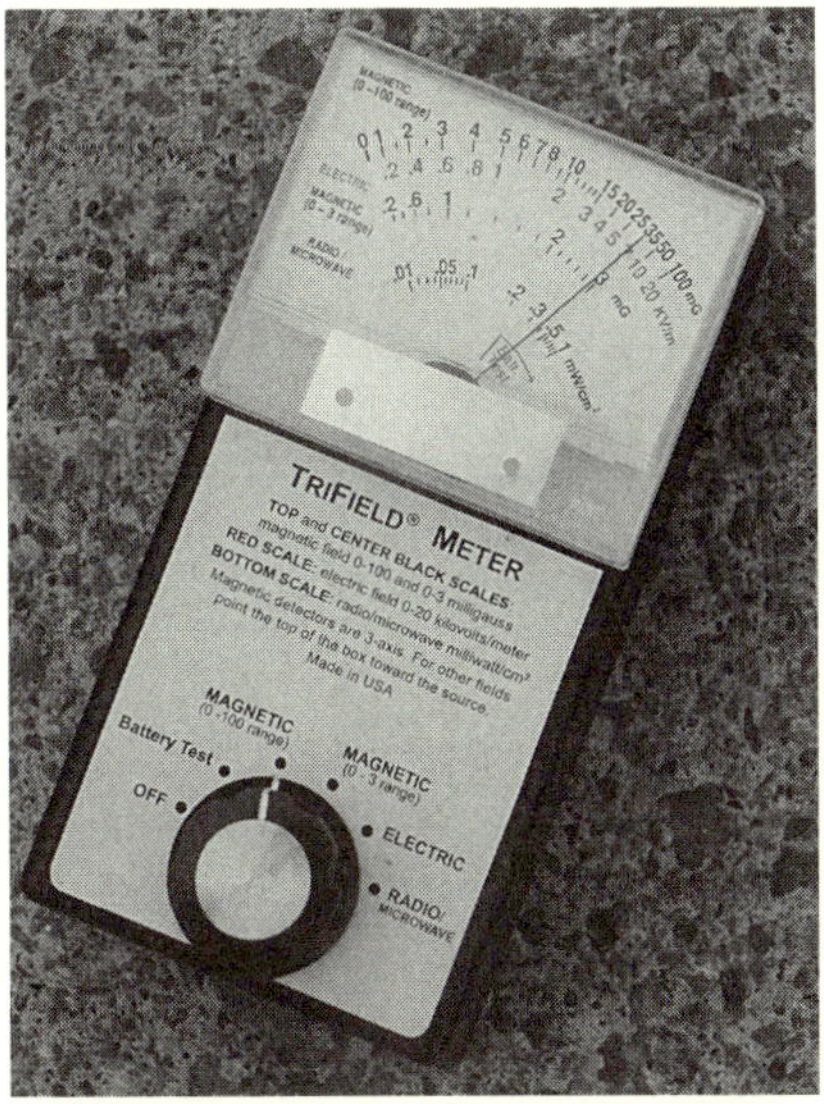

送電線の地下埋設で地表の歩道に漏れる電磁波（30ミリガウスを超えている）＝東大和市内で

小学校では同じクラスに戻ることができた。小児病院にも特別なクラスがあり、普段の学校のように教えてくれていたからだ。小学三年からは軟式の少年野球チームに入り、以来、中学校まで元気に野球を続けた。

長男はいま二〇歳になった。「本人は、いたって元気と言っています」と博子さんは喜ぶ。年に二回、小児病院に検査に行く。最初は、検査の回数が週に一回で、月に一回、二カ月に一回、年に三回、そして四年ほど前から半年に一回と間隔が広がった。二一歳まで続けられ、抗ガン剤の後遺症を調べるのが目的だ。

突然の高圧送電線の撤去

実は、長男が病院から自宅に戻った時、家の上を通る高圧送電線は撤去されていた。小川さん夫婦によると、東京電力がある日、文書一枚を持って「送電線を外します」と言ってきた。父親が電話をかけて「なぜ、急に外すんですか」と聞くと、「前から決まっていた」という説明だったという。

電話をした時、隆志さんは「外すのはおかしい」と思った。夫婦の友人が、電磁波問題に取り組む住民運動「ガウスネットワーク」の代表と知り合いで、その友人から「送電線のそばで白血病の子供が多い」ことを聞いていた。子供が病院から戻る前に送電線がなくなればいいと思っていたので、撤去を聞いてよかったと思ったという。

送電線を外した時の様子について、「急に工事の人たちが来て、夜中に、屋根の上の方でカタンカタンと音がしていた」。朝には電線が消えて鉄塔だけが残っていたという。数日してから電線を吊っていた鉄塔も壊され、跡地がミニ公園となった。

鉄塔の跡地に行くと、小川さん方からわずか三〇メートルほどだ。一五メートル四方の小さな公園で、大きなケヤキの木のほかは電灯と椅子があるだけの寂しい場所だった。

隆志さんは今、なぜ、こどもが病気になったのかと考える。「息子は二階の部屋で寝ていた。学校から帰ると、二階でよくゲームをしていたから、電磁波を浴びる時間が長かったのかな」。「たった一晩の工事で電線はなくなった。やはり関連があるのでは」と思ったが、子供の健康が回復したのでそれ以上は追及しなかったという。

博子さんは今でも、電磁波のことが気になっている。「同じ病室の中に中学生の子がいた。息子の退院後に、その子が死亡したと聞きました。東村山市のＪＲ武蔵野線の地下トンネルの真上に住んでいたそうです」と話す。高圧の鉄道架線から出る電磁波は、トンネルのコンクリートでも簡単につき抜ける。

同じように退院後に、自宅近くの送電線の下で小学生が死亡していたことを知った。その子の母親から声をかけられ、「うちの子も同じ病気でした。元気になってよかったわね」と言われたという。

長男の同級生の兄がやはり、小学生の時に白血病になったことも、後で聞いた。近くに一戸建ての家があり、やはり送電線の下だった。その子の母親とは、定期検査で行く小児病院で二回出会ったという。その子の発病は長男の発病の四年ほど前のことだった。数年前にも、別の白血病の子供がいると、知り合いから聞いたという。

小川さん方の上を通る送電線が突然撤去されたことは、電磁波問題に一九九三年から取り組んできた住民運動グループ「ガウスネットワーク」の懸樋哲夫代表にとっても、強く印象に残っている。前身の「高圧線問題全国ネットワーク」を結成して間もない頃で、運動の本拠を山梨から東大和に移したばかりの頃だった。

懸樋さんによると、会員の一人が「近所に息子が白血病になった友人がいる。何とかしなければ」と言ってきたという。小川さんを含めて地元で勉強会を開き、当時としては珍しい電磁波測定器を持って自宅を訪ねた。一階で測定すると七ミリガウスあり、二階の子供部屋は二〇ミリガウスもあったという。屋根のすぐ上を送電線が通っており、「それまではまだ多く測っていなかったので、こんなものかなというのが実感だった」という。電磁波問題の草分け時代で、小川さん方のケースは、様々な雑誌などで紹介されることになった。

配電線の下で、電磁波過敏症になった一家

ここにいたら殺される

群馬県桐生市内に深刻な電磁波の健康被害に悩まされている一家がいる。街中を縦横に走る六六〇〇ボルトの配電線から出る電磁波が原因という。一家に異変が起きたのは、二〇〇三年六月のことだ。自宅近くに大型の研修施設が建てられた頃で、大容量の電気を送るために配電線や変圧器の改修工事が行われ、送電量が倍に増えた。その前年に脳溢血となった父親が回復に向かっていたのに、この改修工事の直後から体調が悪化した。日を追うごとに歩くのが困難となり、夜も一時間ごとに起きて、失禁状態となった。

娘の石島悦子さんは一〇年前に家を出てシステムエンジニアとして一人暮らしをしていたが、脳溢血の父の介護を手伝おうと二〇〇三年初めに家に戻っていた。家を出る前から頭痛持ちで、頭痛薬を常用していた。家を離れていた一〇年間は、薬をほとんど飲まずにすんだのに、帰宅後は常用するようになったという。

自宅に戻った時から、小さな異変が起きた。一人暮らしの時から使っていたヤフーを使おうとＡＤＳＬ（インターネット用の電話回線）の工事をしたが、つながらなかった。ヤフーのサポートセンターから「お宅に何か、強い電磁波を出すものがありませんか」と言われた。言われるままに、ガス漏れ検知器や電話の子機の状態を調べたが、不通の原因はつかめず、結局、使えなかった。

その時、石島さんは、簡易な電磁波測定器で自宅の中を測った。父が寝ていた二階は二〇ミリガウスを超え、二九インチのテレビから二〇センチほど離れて測ったのと同じか、それ以上の強さの電磁波が出ていることが分かった。近所の人のアドバイスで、東京電力の地元の担当者を呼んで、家の中を測ってもらった。一階は三・〇ミリガウス、二階は四・六ミリガウスあると言われた。「東電の人は、基準値内であり、市内はこんなものと言った」と石島さんは振り返る。

「補償も何もいらないので、家に寝られて、父の介護ができるようにして欲しい」と頼んだ。電線を地下に埋めるか、電磁波をシールド（遮断）して下さいと訴えた。だが、「希望にはそえない。ほかにも同じような訴えは結構あるが、応じていない」と言われた。

石島さん方は、一〇〇メートルほどの路地の中ほどにある。一〇軒ほどの小さな区域なのに、石島さんが調べると、脳溢血や心臓まひなどで突然亡くなった人が四、五人いた。路地の角にある店では、配電線の真下の二階に寝ていた夫が朝、突然死したという。

石島さんの両親も、以前から体調が悪かった。父は高血圧や心臓肥大、不整脈を患い、母も不整脈、腎臓結石、心筋梗塞、大腸ガンを患ったという。石島さん自身もこれまで、不整脈やアレルギー、花粉症などを患っている。「全部が電磁波と関係があるとは言えないかも知れないが、こうなると、すべてが電磁波のせいにしたくなる」と言う。

このままここにいたら殺されると、一家は緊急避難することにした。一家が体調不良で苦しんでいるのを知った友人の紹介で、工事の翌月の二〇〇三年七月末、桐生市北部の山の中にあるアパートを借りることができた。劇的な変化が起きた。寝たきりとなっていた父は、アパートに引っ越して二時間後には少し歩けるようになった。歩行障害などは残るものの、手のしびれや頭痛、歯の痛みはなくなったという。移る前は、夜間に一時間ごとに起きていたのが、その間隔が二〜三時間おきになった。石島さん自身も、自宅にいた時に悩まされていた気を失ってしまうほどの頭痛や嘔吐、記憶障害も、少しずつ良くなったという。

移転後に両親は病院で頭の断層診断を受けたところ、年齢以上に脳梗塞が進んでいて脳の萎縮がかなり起こっていると言われた。石島さん自身も診てもらったらといわれたが、「どんな結果が出るのか、とても怖くて調べていない」と打ち明ける。

電磁波の影響について真実を伝えてほしい

石島さんはアパートに移転後、体調が回復したのも束の間、電磁波過敏症となってしまった。

今では、送電線などから出る電磁波（超低周波電磁波）だけでなく、携帯電話の中継局が出す電磁波（高周波電磁波）にも過敏になっている。転居してから気づいたのだが、近くに携帯電話の中継局があり、その電磁波に悩まされる毎日となった。

仕事からアパートに戻っても、中継局の電磁波を浴びるので頭痛やせきが出た。眠ることができず、電磁波の影響のない場所で定期的に体を休めなければならなくなった。「休みの日の昼間なら、電線のない山奥に、夕方や夜はスーパーや大学の広い駐車場に車で行き、車の中で眠るのが、唯一の体を休められる時間でした」という。

電磁波を減らすため、さまざまな工夫を試した。その中で最も効果があったのがアース（接地）という。アパートの屋根の一部と外壁はトタン板だ。携帯電話のような高周波の電磁波は、金属に当たると渦電流になる。その電流を逃がすアース（接地）をトタン板につけたら、家の中にいても体が楽になったという。外の車の中で寝る必要がなくなった。

アースを付けた後は、母も頭痛が減ったという。父が寝ている金属製のベッドにもアースを付けてあげた。窓のアルミサッシにもアースを付けた。頭が痛くなった時にサッシを触っていると、体にたまった電流が逃げて、頭痛が少し楽になると言う。

友人の一人が「近くのビルに携帯のアンテナが建ってから体の調子がおかしい」と言うので、アースを付けることを教えると、早速、トタン屋根にアースを付けた。「頭の圧迫感がかなり楽になった」と喜んで連絡してきたという。

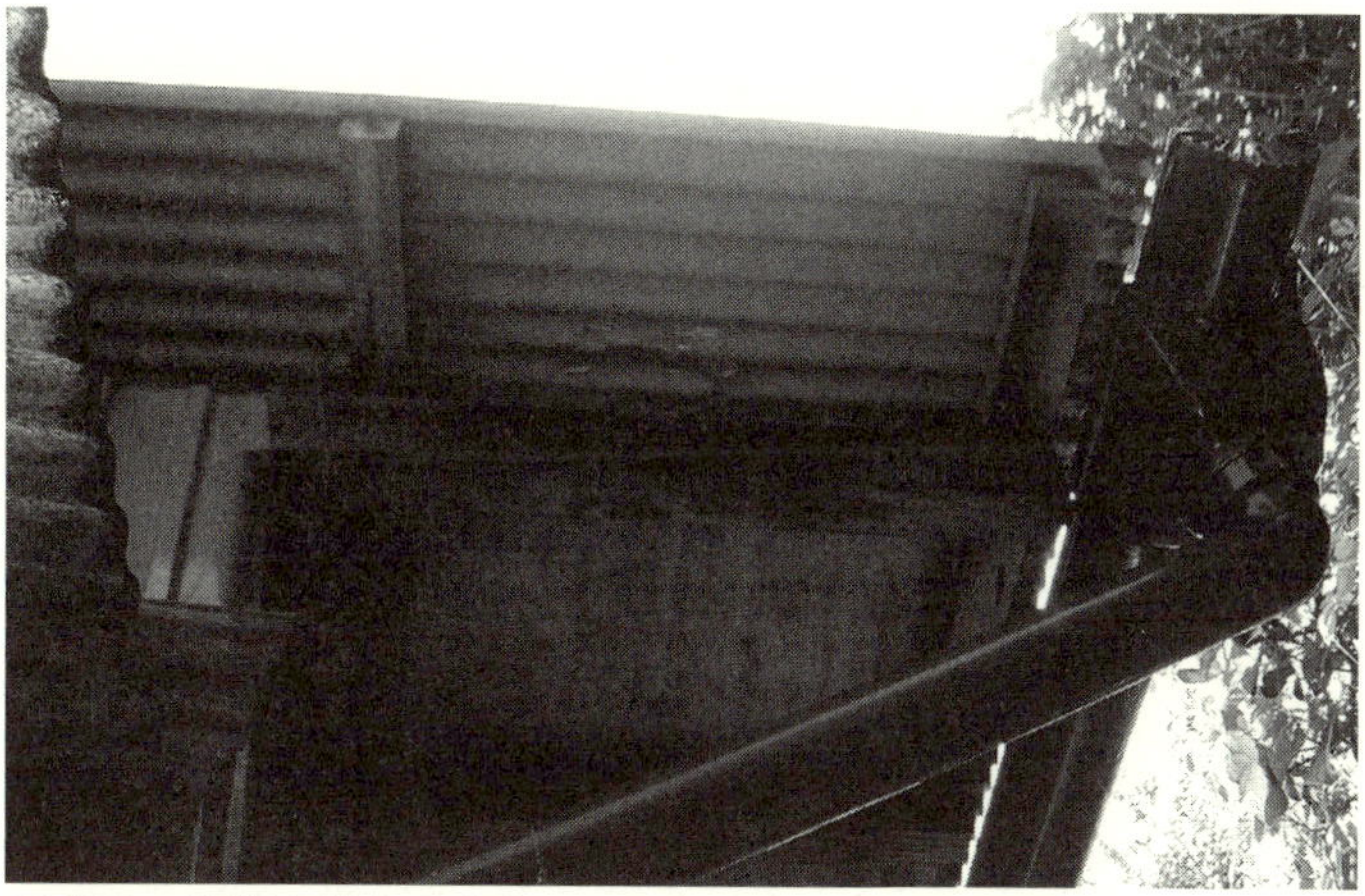

電磁波の影響を減らそうと、トタン屋根にアースをつけた＝群馬県桐生市内で

アースは、ホームセンターなどに千円ほどで販売している。「五メートルほどの銅線の先に箸のような銅の棒がついているので、棒を土の中に思いっきり差し込めばいい」という。銅線の先はむき出しにして、トタンやサッシにテープで止めるだけでいい。

アースを始める前までは、アルミのシートを使った。トンネルのように丸く巻き、その中で寝た。こうすると朝起きた時に頭痛が軽減したという。その前までは、アルミ箔を入れた帽子をかぶって寝ていたが、寝ている間にアルミ箔が取れてしまう欠点があった。そんな時、たまたま買い置きしていた断熱用のアルミシートを見て思いついたという。ただ、冬は暖かくていいが、暑い時期には蒸れてしまう欠点があったという。

石島さんは今、新たな問題に悩まされてい

る。パートの仕事で通っている大学の建物の屋上に携帯電話の中継局ができたからだ。ドコモのＦＯＭＡのフランクフルトソーセージのようなアンテナが数基、フォークのようなアンテナも一基、屋上に建った。

石島さんはこの工事の回覧が研究室に回ってきた時、クビになるのも覚悟して、「中継塔を建てることはやめてほしい」と教授に直訴した。学生や教職員たちが研究や勉強をする建物で、近くには、市立の幼稚園や中学校、県立高校がある。多くの人にも影響が出てしまうと考えたからだ。とりあえず工事は見合わせられたが、しばらくすると、工事が再開された。

二〇〇四年四月末から、中継局の電波が出始めた。「大学に行くと、頭に圧迫感があるので、電波が出ているのに気づきました」。だが、稼働が始まった以上、どうすることもできなかった。職場の上司や周囲の理解があったのが救いで、少しでも電磁波の影響がないようにと、勤務する部屋を替えてくれた。それでも、頭への圧迫感と頭痛は残るという。

石島さんは「電力会社と携帯電話の会社はやりたい放題。このままでは、すべてが手遅れになってしまうのではないのでしょうか」と恐怖にも似た気持ちでいる。子どもたちの未来が最も心配といい、「企業も学者も、電磁波の影響について真実を市民に伝えて欲しい」と言う。

第二章　現場からの報告、その二（電磁波過敏症）

電磁波過敏症と闘う、前橋の主婦の場合

シールドクロスを巻いて

電磁波で頭痛や吐き気などの症状を訴える人が増えている。「電磁波過敏症」と言われ、欧米では「現代病」として研究・治療が行われている。化学物質過敏症と一緒に発症する人が多く、確実な治療法がなく、電磁波をひたすら避けるしかない。

群馬県前橋市の主婦、吉武千代さん（仮名、四七）もその一人だ。車に乗る前には、くすんだ銀色の布を頭に巻く。街中で携帯電話などの電磁波を浴びると、目がショボショボして開かなくなるからだ。「開けようとしても、まぶたが重くなるんです」。

頭に巻く布は「シールドクロス」と呼ばれる。高周波の電磁波を反射する銀粒子を繊維の表面にコーティングしている。外国製で、電磁波に苦しむ人たちが広く利用している。効果を確かめるため、この布で携帯電話を覆ってみた。すぐに、電話の表示部に「圏外」の文字が透けて見えた。電磁波が届かない山の中と同じ状態になったのだ。

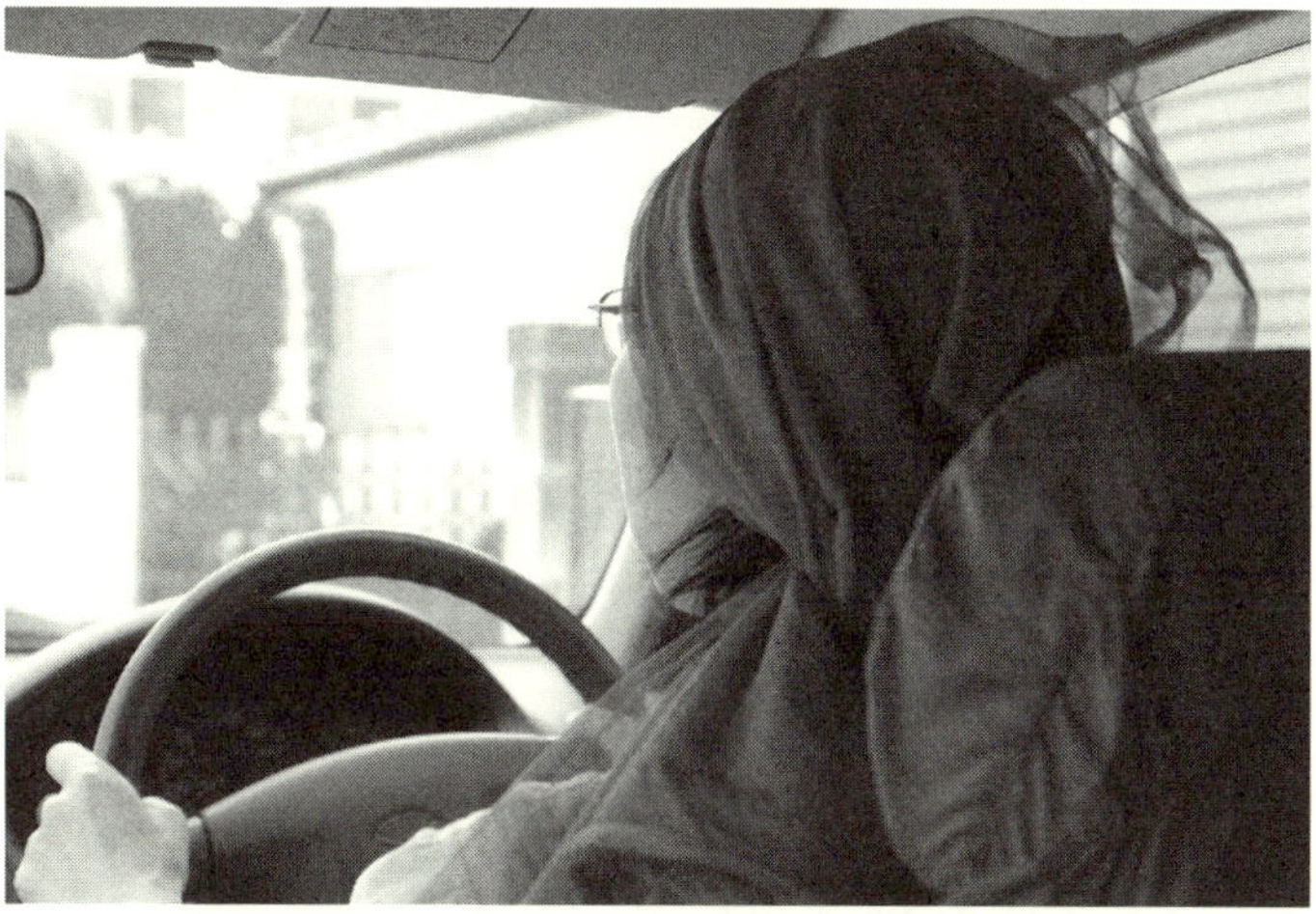

シールドクロスを頭に巻いて車に乗る主婦＝群馬県前橋市内で

吉武さんは二〇〇一年秋、近所で行われた農薬散布がきっかけで、化学物質過敏症と診断された。当時は長野市内に住んでいた。しばらくしてから電磁波にも反応するようになった。電磁波過敏症の患者として〇三年三月、民間テレビ局の電磁波の特集でも取り上げられた。医師がこっそりとＡＣアダプターの電源を入れると、吉武さんの目がショボショボし出す様子が映し出された。医師は「治療法はないので、電磁波から逃げまくるしかない」とお手上げ状態だった。

電気製品で感じるようになったのは二〇〇二年一二月頃からだ。掃除機をかけると、目があけられなくなった。テレビも二メートルまで近づくと目が開かなくなった。冷蔵庫も近づくと、同じ症状が出た。

電磁波過敏症と診断されてから、家の照明

を蛍光灯から白熱電灯に変えた。掃除機の本体（モーター部分）をアルミホイルで巻いて、浴びる電磁波を減らすようにした。「天井にアルミのシートを張ると電磁波を減らせる」と言われ、夫に頼んで天井にホッチキスで張り付けてもらった。

それでも症状が悪化した。「一パーセントでも電磁波を減らしたい」と、二〇〇三年一月末から、住んでいたアパートの配電盤のブレーカーを切るようにした。玄関のインターフォンの電気も通じなくなり、「チャイムが壊れています。ノックして下さい」と張り紙を出した。

昼間は電気を使わず、子供が午後四時半に帰宅すると、ブレーカーを入れ直した。台所とトイレ、風呂だけに通電した。食事の時は、白熱電灯の小さな電気スタンドを使った。それでも体がつらい時は、食卓にキャンプ用の懐中電灯を置いて一カ月ほど使ったことがある。

夫は四国に単身赴任中で、小学四年の長男と小学二年の長女と三人暮らしだった。長野の冬は寒いのに、電気の暖房はむろん、化学物質過敏症なので石油暖房も使えなかった。

暖房がないので、部屋の中は戸外並に冷え込んだ。朝起きると窓のサッシが凍り付いて開かなくなった。「下の女の子は、寒くて暗くて嫌と、泣いていました」。食事の時は、子供たちは湯たんぽを足下に置き、毛布をかけてジャンパーを着て寒さに耐えた。テレビもつけられず、同情した同級生の家で子供たちは週二回、テレビを見せてもらった。

夫が前橋に転勤したのをきっかけに、二〇〇三年六月、一家が合流した。転居先を決める際も、電磁波測定器でチェックをして決めた。転居から四年過ぎた今でも、家の前の道路を通る

家庭電気製品からの磁場の測定例

部屋別	発生源	磁場の強さ（単位はマイクロテスラ）（60ヘルツ、30センチの距離で測定）	
		平均（中央値）	測定範囲（バックグラウンドは居住環境と同じ値）
浴室	ヘアドライヤー	1	バックグラウンド～7
	電気ひげそり	2	バックグラウンド～10
台所	かき混ぜ機	1	0.5～2
	缶切り機	15	4～30
	コーヒーメーカー	バックグラウンド	バックグラウンド～0.1
	皿洗い機	1	0.6～3
	生ゴミ処理機	0.6	0.5～2
	電子レンジ	0.4	0.1～20
	ミキサー	1	0.5～10
	電気オーブン	0.4	0.1～0.5
	冷蔵庫	0.2	バックグラウンド～2
	トースター	0.3	バックグラウンド～0.7
洗濯室／ユーティリティルーム	衣類乾燥機	0.2	バックグラウンド～0.3
	洗濯機	0.7	0.1～3
	アイロン	0.1	0.1～0.3
	携帯電気ヒーター	2	0.1～4
	電気掃除機	6	2～20
居間	テレビ	0.7	バックグラウンド～2
	チューナー／テーププレイアー	バックグラウンド	バックグラウンド～0.1
事務室	空気清浄機	3.5	2～5
	コピー機	2	0.2～4
	ファックス	バックグラウンド	バックグラウンド～0.2
	蛍光灯	0.6	バックグラウンド～3
	ビデオディスプレイ端末（VDU）	0.5	0.2～0.6
道具室	バッテリー充電器	0.3	0.2～0.4
	電気ドリル	3	2～4
	電気のこぎり	4	0.9～30

（WHOの新環境保健基準から引用）

人が携帯電話を使っていると、すぐに分かる。人が近づくにつれて症状が出る。「あー、感じる」と思うと話し声が聞こえてきて、通り過ぎると、症状が消える。

「目が瞬間的に開かなくなり、頭がグーと締め付けられる」。自宅近くの電線の下でも、電磁波が強いなと感じる。子供を病院に連れて行く時は、診察室の蛍光灯を消して下さいと頼む。「目が開かない感じになるんです」。

それでも、転居後は家のブレーカーを落とさないでもすむようになった。「知らない間に、少しずつ、良くなってきた。携帯電話でメールをやる人がそばにいても、少しの間なら大丈夫になった」。

しかし、冷蔵庫は今も遠く離れたところに置いている。転居後に買い換えたが、インバーター式でないものにした。家電メーカーのお客様相談センターに電磁波過敏症のことで相談したら、担当者から「電磁波に弱いのなら、インバーターはやめた方がいい。漏れる電磁波が多いので」と言われたという。

実は、インバーターから発生する電磁波は、以前から、他の電子機器に与える影響が問題になってきた。この「電磁波ノイズ」対策として、各種の電気製品には電磁波の侵入をカットする回路がつけられている。インバーターは省エネの手段として広く利用されているが、その副産物として電磁波ノイズが出ていることはほとんど知られていない。

電磁波を避けるため、津田さんが最も頼りにするのが、冒頭に紹介したシールドクロスだ。

車に乗る時だけでなく、買い物などで外出する際も帽子の下に巻いたりしている。新幹線に乗る時も頭に巻く。新幹線の車内は他の電車よりも電磁波が強いと感じるからだ。「巻いていると、少しいい気持ちがします」。

電磁波過敏症になった原因はいまも不明だが、掃除機などのほか、ファックス付き電話機のACアダプターから出る電磁波が疑われている。この電話機は一九九九年六月に、転居の餞別としてもらった。離れた場所でも使えるようにと子機が付いていた。寝る時も枕元に置き、子機用のACアダプターもそばに置いていた。ある時から、この電話機を使うと目が開けられなくなったという。

電話機に限らず、ACアダプターは、多くの家庭で部屋にゴロゴロとあふれている。電線の交流電流を直流に変える「小さな変電所」だ。内部にコイルがぎっしりと詰まっているが、軽量化を優先して十分なシールド（遮断）がされていない。周囲に一〇〇ミリガウスを超す強い電磁波を出し、枕元に置くと、睡眠中も頭が電磁波を浴び続ける。

夫の看病で電磁波過敏症に

電磁波過敏症になるきっかけは、人によって様々だ。群馬県渋川市内の主婦、吉井始美さん（六八）の場合は、脳梗塞で入院した夫の個室が電気室の隣だったからという。

九五年の二月から四月半ばすぎまで毎日、付き添いのため床で寝ていた。壁の向こうは電気室で、モーターのガーガーと回る音が聞こえた。何かの部屋を転用したためか、個室の壁には多くのスイッチが並び、床には配線がはっていた。足の下はビリビリしたという。

部屋の隣は休憩室で、入院患者たちがテレビを見たりしていた。「阪神大震災が起きたころで、オーム事件で弁護士が逮捕されたりしていた」。毎日、多くの人がテレビを見に集まったが、そのテレビがちょうど個室の壁の反対側にあった。後から思えば、個室はまわりから電磁波の集中攻撃を受ける格好になっていた。

「目がゴロゴロしてきて、クシャクシャした。目が開かない感じで、鼻水がしょっちゅう出ていた」と言う。この部屋に詰めるようになってから全然眠れなくなり、顔中が真っ赤になった。へんとう腺がいつも腫れていたという。

入院した夫もタンが切れないので、病院は困っていた。「いつも微熱が続いていた。注射とかどんな方法でやっても、直らなかった」。そんな時、長女が持ってきた情報誌で電磁波のことを知った。「この体調の悪さは、電磁波が原因だ」と思った。後になって親類から聞いたことだが、その部屋では以前にも入院した患者が死んでいた。「ここにいたら大変だ」と、夫を連れて逃げ出すように別の病院に移った。それ以来、電磁波過敏症になった。

電気の照明の下でも苦しかった。部屋の照明を二つとも点けていると苦しいので、一つだけに減らした。訪ねてきた友人から「うちは電気を赤々と点けているわ」と言われた。

症状はさらに進んだ。「二階で家族がテレビをつけると、一階にいても感じるようになった。

ハチに刺されたほどでないけれど、頭から首にかけて瞬間的に鋭い痛みが走った。少し我慢していると痛みが薄くなって慣れてきた」。

　心配した家族は、家を建て替えることを決めた。住宅展示場を見て回った時、電気の床暖房で苦しくなった。「電磁波ゼロ」のモデルハウスを長野県で見つけ、それを参考にした。家のそばを通っていた六六〇〇ボルトの配電線も、東京電力に頼んで遠ざけてもらった。二〇〇二年に家が完成してからは体調が良くなった。自分の体験を多くの人に話し、注意を呼びかけている。「いろいろ、健康被害の情報が入ってきます。電気カーペットの上で寝ていたら吐き気がしたとか、電磁波のことを知らないで病気になっている人が多い」。電磁波問題に取り組むのが、これからの自分に与えられた仕事だと思っている。

携帯電話の中継基地局の恐怖、伊那市の塩田さん一家を襲った異変

巨大化したタンポポ

　長野県伊那市の山間部。ここに塩田永さん一家が移り住んだのは九四年秋だった。三五歳の夫と妻、二歳七カ月の長男の三人で暮らし始めた。九六年に長女が生まれ、九七年春から畑を借りて無農薬、無化学肥料の農業を始めた。天然酵母と国産小麦を材料にしたパンを焼き、宅配便でお客を増やしていった。

　二年後の九九年二月、自宅から二五〇メートルほどの山頂に携帯電話（ＮＴＴドコモ）の中継基地局が建った。塩田さん一家の苦しみの日々の幕開けだったが、当時はその基地局が原因だとは思わなかった。

　この年の五月、自宅前の畑のそばで、タンポポやオオバコの葉が巨大化しているのに気づいた。不気味に感じたが、そのままにした。同年六月に妻が流産した。その後、体調不良のために一日中寝込むことが多くなった。

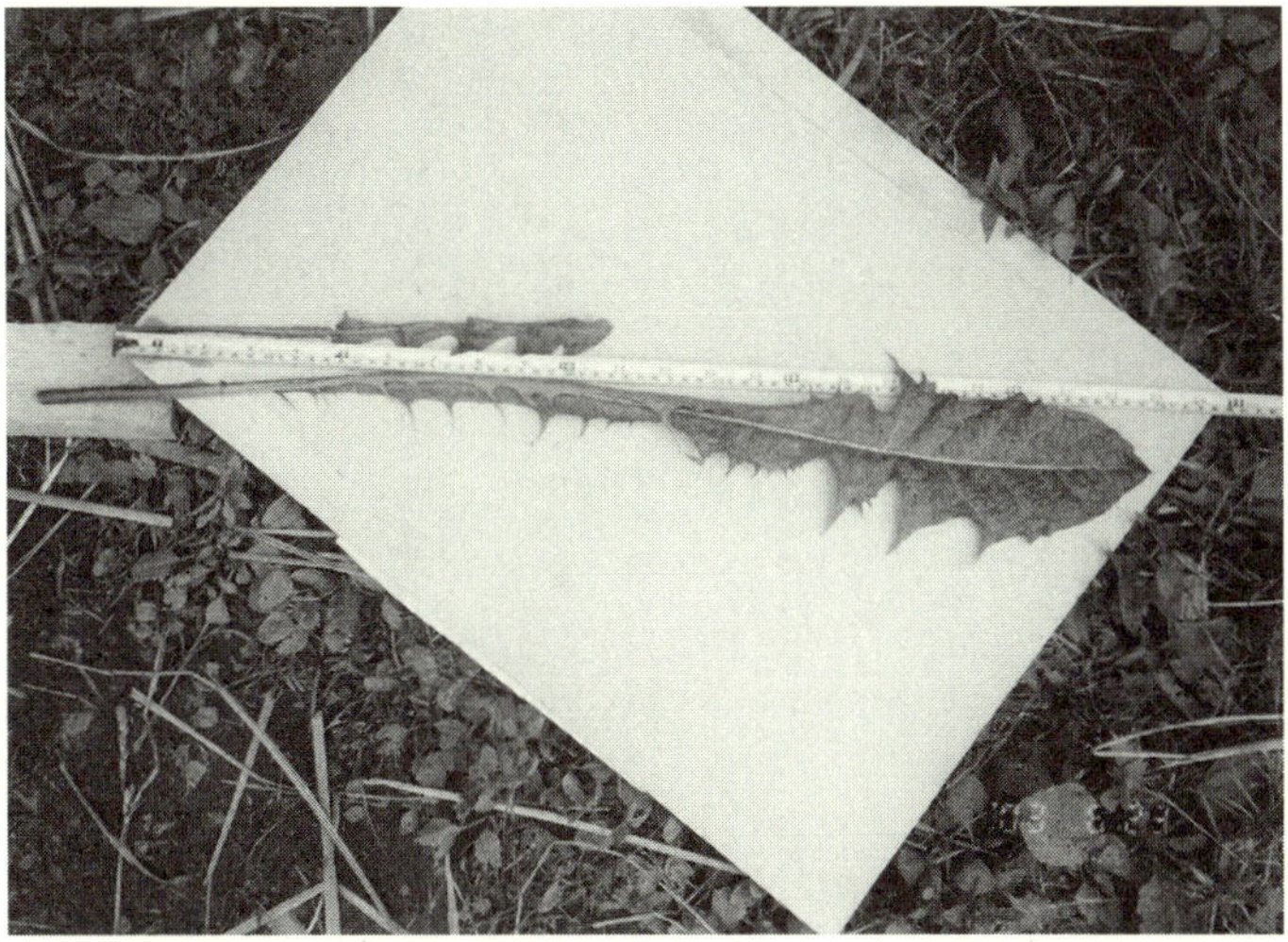
50センチ以上に巨大化したタンポポの葉＝長野県伊那市で

翌年春から、長女が保育園に行き始めた。靴下の刺繍や縫い目を「気持ちが悪い」と異常に嫌がった。医者に診せると、触覚障害と診断された。さらに、聴力はありながら話をうまく聞き取れない「聴覚性ＬＤ」とも言われた。このころから、塩田さんも頭痛や眼痛、嘔吐の発作を繰り返すようになった。

さらにタンポポの異変は続いた。茎が横に五個から八個も固まって太くなる「帯化」が見られた。〇三年からは、茎の太いタンポポは少なくなる一方で、茎の途中で枝分かれしたものが多発した。中には、ひと株で六つに枝分かれしたものも現れた。そして、一本の茎から複数の花が咲き、そこから葉が出た。

畑のトウモロコシに異変が見つかった。

雄花にはできないはずの実がついたり、外皮がなく、実がむき出しになったトウモロコシが見つかったりした。当時の記録には「今年になって今まで見たことのない現象が見られた」とあり、異様な絵が添えられている。「本来の実は遙か下にあり、普通は実の付かないところに結実した」とも記されている。

また、四つ葉のクローバーが五つ葉、六つ葉になったり、頭が三つに分かれたりした。携帯電話の中継局の近くの畑で取れた野菜が直売所で売られ、キュウリが三本くっついていたものもあったという。

小学生になった長女の不登校と注意欠陥多動障害（ADHD）がひどくなった。顔色が悪くなり、朝になると「首から上が気持ち悪い」と泣きながら降りてきた。なだめてもそれ以来不登校をするようになったと塩田さんは言う。

妻はそれ以前から、娘の様子が気になった。「宿題をさせると根気がなく、漢字練習でも字が乱れた。ヒステリーになったり、楽しいことは何もないと言ったりした」。これはただ事ではないと思い、小学校の保健の先生に相談したが、親身に聞いてもらえなかった。

学級担任からは「授業中の態度が集中しないし、体をいつも動かしている」と注意された。医師に娘の様子について相談したが、「そんなことを言うから、家族がおかしくなる。親の愛情不足が原因だ」と言われ、妻はショックを受けたという。

塩田さんは当初、原因がどこにあるのか分からなかった。ある時、化学物質過敏症のため、山形県の田舎で暮らす友人が訪ねてきた。その友人が「ここにいると肩がこる。あの携帯電話の塔がおかしい」と言い、早く移った方がいいと勧められた。しかし、仕事が順調に進んでおり、簡単に移ることもできなかった。

だが、家族の体調悪化の原因が携帯電話の中継塔だと確信する事態が起きた。二〇〇四年六月から、携帯基地局に新設されたフォーマのアンテナから強力な電波が出始めた。第三世代と

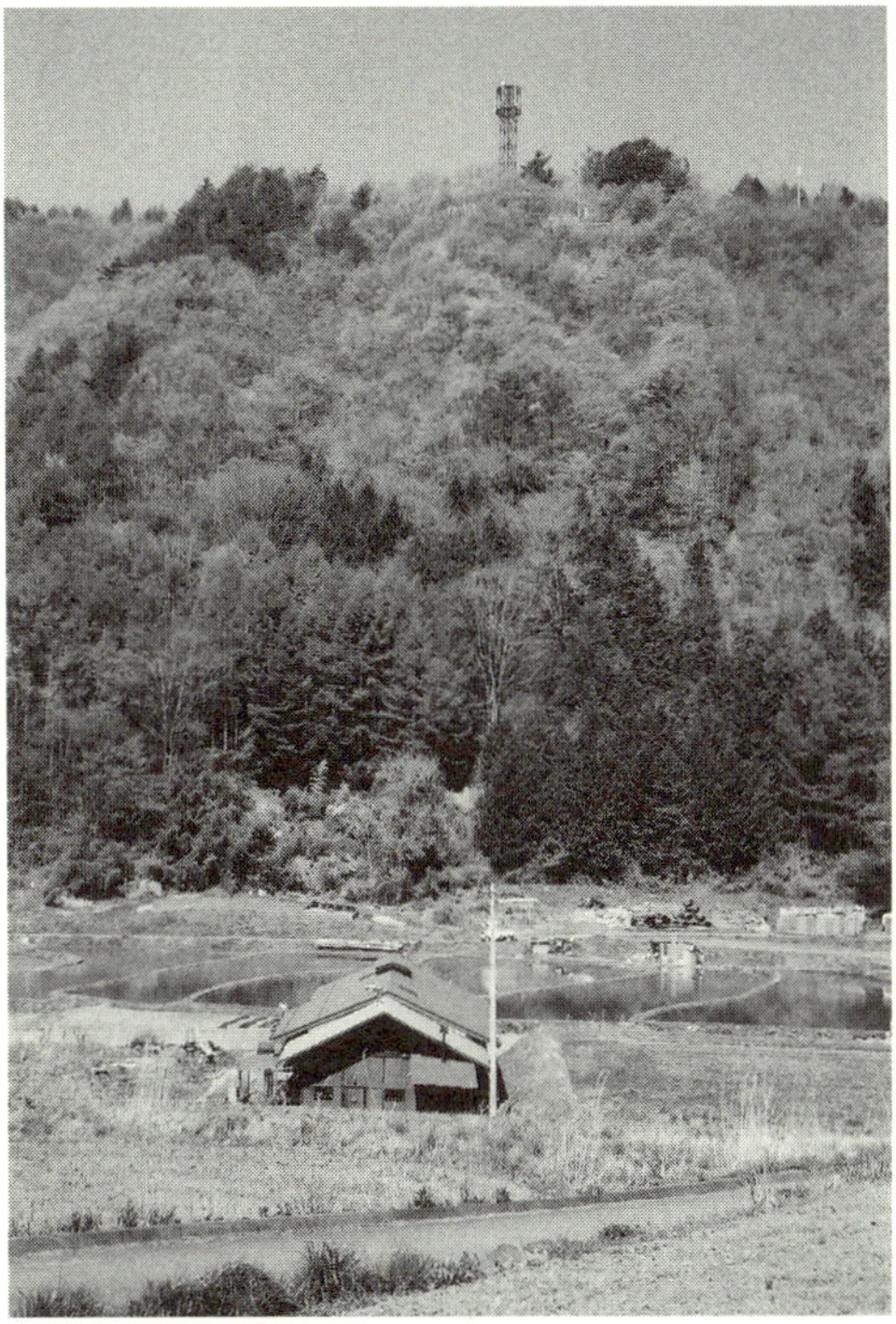

山頂に建つ携帯電話の中継局。体調を壊した塩田さん一家が住んでいた家はほぼ真下になる＝長野県伊那市内で

呼ばれ、それまでの第二世代の電磁波よりも強力なため、欧米では反対運動が起きているものだった。この稼働が始まるとともに、一家の体調が一気に悪化したからだ。

電磁波の届かない山間地へ

翌七月初め、一家は電磁波の届かない山間地に引っ越した。新しい家はフォーマの基地局から三キロ離れており、携帯電話が通じない「圏外」の場所だった。四月から作り始めた家は未完成で、床も張っていない状態だったが、とりあえず暮らせるようにと部屋にだけ床を張った。新居に引っ越した後も、塩田さんは元の家に残って仕事を続けた。収入源のパン釜を残していたからだ。三カ月後の一〇月、パン焼きをしていた時にひどい発作が起き、三日間も寝込んだ。パン焼きを断念し、塩田さんも新居に移った。

転居によって長女の体調は劇的に良くなった。登校拒否がなくなり、元気に通学するようになった。特に改善したのが視力だった。

長女が通う小学校は、春と秋に「視力検査結果のお知らせ」を出す。四月のお知らせでは、「右目は裸眼C（メガネC）、左目は裸眼C（メガネC）」だった。Aは一・〇以上、Bは〇・九〜〇・七、Cは〇・六〜〇・三、Dは〇・二以下の視力区分だ。

引っ越して二カ月後の九月の検査では、「右目は裸眼B（メガネA）、左目は裸眼C（メガネB）」と記されていた。医者からも「徐々に良くなっている」と言われた。この医者は以前、

「心因性の視覚障害で、心のショックから起こる。外的ストレスでも起こりうる」と言ったが、この心因性の視覚障害も直ったと言われた。

体調全般も格段に良くなった。学校が毎月まとめる「出欠席のようす」の記録からも分かる。引っ越し前の四月は欠席二、五月は欠席二だった。そして、フォーマが第三世代の電波を出し始めた六月は、欠席が九と急増した。ところが、転居した七月の欠席は二と減った。さらに八月は皆勤となり、九月も皆勤、一〇月も皆勤、一一月も欠席一だった。学級担任から「信じられないくらいに変わった」と言われた。

体調の変化は、塩田さん夫婦にも現れた。二人の足の爪に、引っ越し前と引っ越し後の境目を示す線が現れた。引っ越してからは、それまでの体調の悪さはほとんど解消した。

ドコモの中継基地局にはアンテナが一〇基あった。塩田さんの引っ越し前の家までは、標高差で約一五〇メートル、直線距離で約二五〇メートル離れていた。このあたりでは一三キロ離れた町中心部まで行かないと、大型の携帯基地局はなかった。周囲の山々は一一〇〇メートル級もあり、その山々にはさまれて幅一〇〇〜一五〇メートルの狭い谷があり、その中心に家があった。塩田さんは「地形的に見て、このあたりは電波がはねかえったり複雑な動きをしたりしている可能性がある」と言う。

夫婦がいま、心配しているのは，子供の通学路の途中に新設された別の携帯電話会社（ＫＤＤＩ）の中継基地局だ。〇六年夏から電波を出し始めた。塩田さん方とは道路のトンネルの反対側にあり、電磁波は自宅には届かない。だが、中継局のふもとにある老人施設の敷地では強い電磁波が計測された。

「本当はほかの場所に移してほしいが、せめて、子供たちの通学バスに電磁波のシールド対策をしてほしい」と、伊那市の教育委員会に申し入れた。〇六年七月に地元の同市高遠総合支所の次長は、塩田さんらに「電磁波のシールドの方法を検討したい」と回答したが、その後、市教委から「シールドの予算化は難しい」と断ってきたという。理由について市側は「電磁波が人体に影響があるかどうか、世界的に明確でないから」と説明する。

塩田さん夫妻は、せっかく良くなった長女の体調悪化を心配し、毎日、窓にシールドクロスを張った自家用の車で送り迎えを続けている。何よりの救いは、小学一年からかけていたメガネが取れたことだ。〇七年春の視力検査では、左右が一・五になった。

塩田さんは今も、電磁波過敏症だ。高速道路を走るといつも体調を壊す。「高速道路は携帯電話が通じるようにいつも電波を出している。トンネル内でも移動通信専門の会社があって電波を出している」といい、三年前から高速道路には絶対乗らないという。

携帯電話のタワーの恐怖、電磁波シールドの家を建設した一家

植物に異変が

携帯電話の中継局が出す高周波で体調を壊したのは、塩田さん一家だけでない。同じ長野県伊那市内に住む主婦（五〇）も同様の経験をした。家族は、木材会社に勤める一級建築士の夫と三人の子どもだ。

木曽・駒ヶ岳のふもとにある一軒家に異変が起きたのは二〇〇二年春からだった。その前年の四月に前触れもなく、高さ五〇メートルの基地局（ボーダフォン）が、家から約二〇〇メートルの小高い丘の上に建てられた。当時を振り返って主婦は「いつものように畑で草を刈っていると、妙に手足や頭がしびれた。すごく疲れるなと思いました。年齢を重ねるとこうなるのかと、軽く考えていました」。

異変は、じわりと始まった。自宅の玄関先で遊んでいた二人の子供が、奇妙なタンポポを見つけた。当時、中学三年生だった長女が面白がって、記念の写真を撮った。一家は「突然変異

ね」と言い合った。太い茎の先に一〇個ほどの花がひしめく奇妙なタンポポだった。帯化とよばれる奇形だった。

友人夫婦が来て、「あの鉄塔の影響かも」と、窓から見える中継局を指した。この友人こそが塩田さん夫婦だった。塩田さん方の周辺で三年前から増えている植物の奇形の話を聞いても、主婦は半信半疑だった。「あんな離れたところにある鉄塔がここまで影響があるのかな」。電磁波の健康影響の知識はもともとあった。現在住む土地を九四年に購入した際も、事前に電磁波測定器で電磁波の強さを確かめたほどだ。

しかし、翌〇三年の春も、茎が帯化したタンポポが一〇カ所で見つかった。さらに自宅の敷地や周辺で、それまで見たこともない奇形の花や野菜が次々と出現した。

ハーブの花の中心から茎が出て、そこからまた花が咲いていた。キュウリの実の真ん中から茎が出て葉がついたものもあった。オシベやガクが花びらのように変形したキキョウやコスモスも見つかった。庭木も異常に枝が伸びたという。

さらに〇四年には、奇形タンポポのほか、首が二つに分かれた「二首タンポポ」や、花の中から茎が出てまた花が咲く二段、三段のシロツメクサや、二首のシロツメクサも見つかった。八重咲きの格好の日本水仙もあった。庭で育ててきた植物たちに異変が続発していた。「植物が苦しんでいる」ように思えたという。

植物の異変だけでなく、自分の体調も悪化した。「寝ているときに突然、激しい動悸がした。

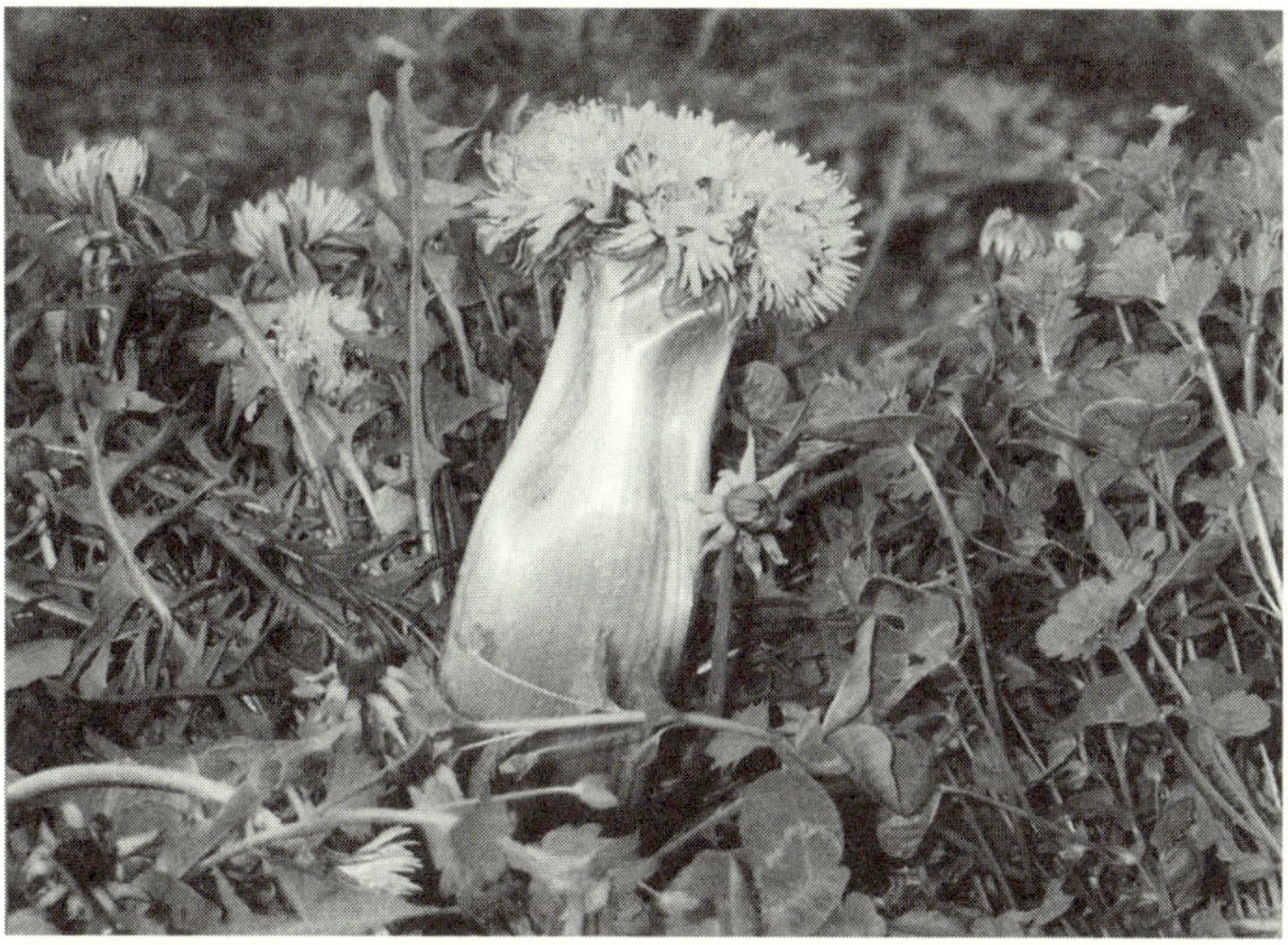

帯化したタンポポ。10個ほどの茎が互いにくっついている＝2002年春、長野県伊那市内で

孫悟空の輪で頭を締めつけられるような経験も何度もあった」。みんなに知らせなければと翌年春から、植物の異変の写真を撮り始めた。

　隣接のロッジの畑でもナスの奇形が見つかった。ロッジを営む一家の一人が二〇〇五年、その植物の異変を雑誌に投稿した。「周辺で電波塔のそばの異変を耳にするようになり、実際にこの目で帯化したタンポポを見たときは、背筋がぞっとした。しかし、体調に変化を及ぼすことは、長い間受け入れたくない事実でした。ところが、仕事を辞めて実家で暮らすようになって以来、家にいるといつも頭痛がし、集中力がなくイライラする、そんな日々を過ごすようになりました。その原因は、家族とのストレスと思っていました。家を離れると元気になるものですから」「昨年の秋、隣から電磁波測定器を借りて、あちこち測ってみた。すると、家に居るときと同じように、気持ち悪い感覚になるとき、必ず、高数値が示されていることに気づいた。見れば近くに必ず電波塔があるのです。原因が分かったので気持ちは楽になった。電磁波の強いところを避ければ、健康な気持ちでいられることが分かったからです」「私の場合は、強い電磁波を感知すると、吐き気を催します。症状は人それぞれですが、抵抗力のない小さな動物や植物の細胞には大きな異変を起こすのでしょうか。特に細胞が活発に増幅する成長段階には目に見えない影響がありそうです。庭の植物を見て感じます」。

主婦は〇三年一〇月、近隣の人たちに頼んでアンケートをした。「電磁波の影響があるとすれば、鉄塔の周りの人も異変を感じているのではないか」と思ったからだ。

三〇人分が集まり、体調不良の家族が多いのに驚いた。高校生と中学生のいる家からは、「うちの子たちは朝降りてくる時にいつも、頭が痛い、気持ちが悪いと言う」と相談を受けた。高校三年の子供は受験直前だった。主婦は、電磁波を遮断する「シールドクロス」を予約していたので、その分を譲ってあげた。「子供部屋の壁やベッドの周りに張り巡らせたら、朝は気持ちよく起きてきた」と感謝された。その年に東京の大学に合格したという。

鉄塔から一〇〇メートルの家では「とにかく眠れない」と言われた。シールドクロスを紹介すると、親子三人がそれをかぶって寝た。一年半ほどして、一家は電磁波の影響がない場所に引っ越した。一カ月後に会った母親は、顔色がよくなって「よく眠れるようになった」と喜んでいたという。

アンケートをまとめると、自分と同じように、頭痛やどうきなどの症状を訴える人が四人いた。このほかにも、疲労感や無気力、不眠、思考力・集中力・記憶力・視力の低下に吐き気などを訴える人が多かった。

これと同じような症状が外国でも報告されていた。フランス国立応用科学研究所が携帯電話

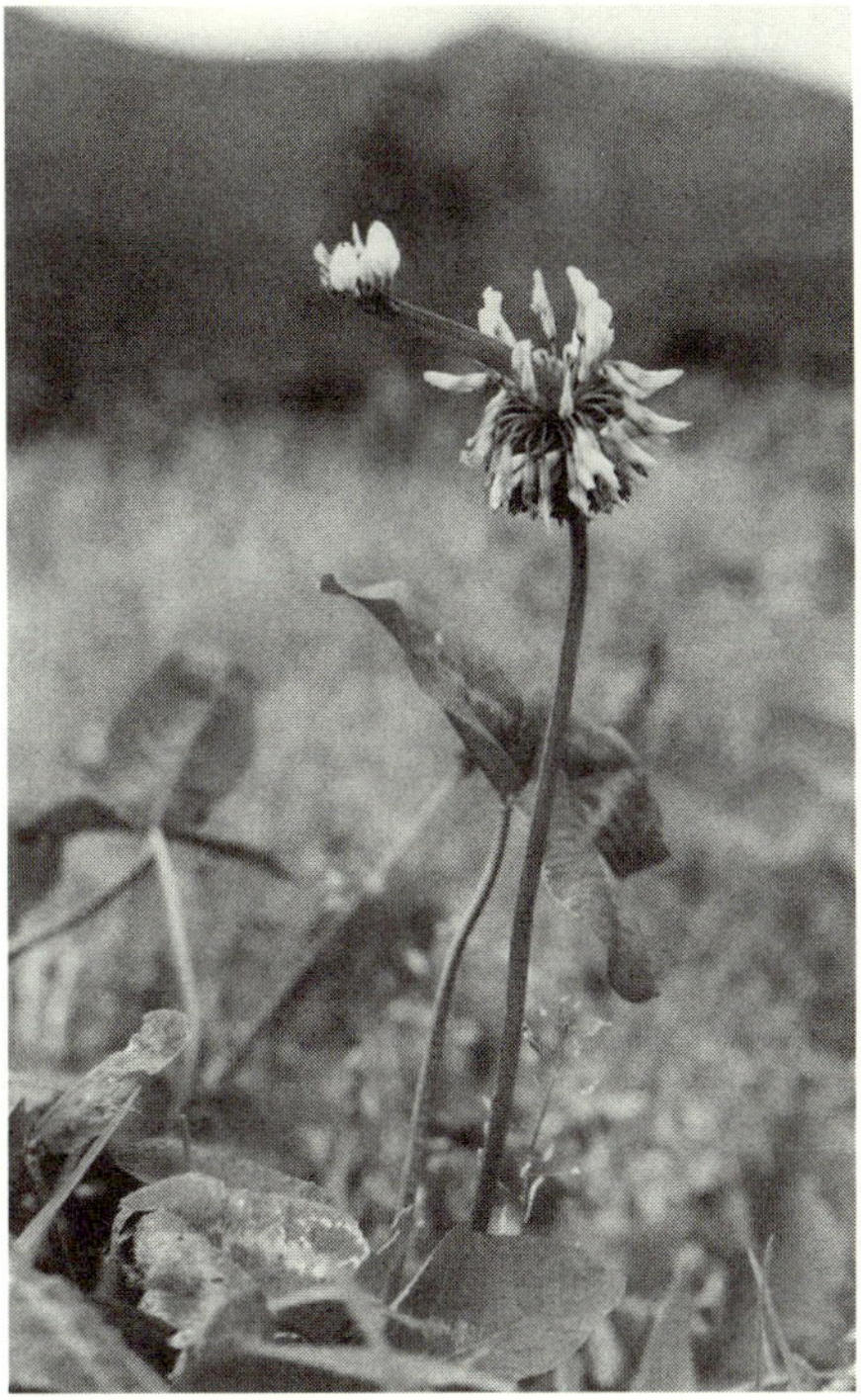

花の中から茎が出て、その先から花が咲いたシロツメクサ＝長野県伊那市内で

基地局の健康影響について〇二年七月にまとめた報告では、「基地局から三〇〇メートル以内に住む人は、倦怠感や頭痛、不眠、不快感など、健康被害を訴える人が多い」という。また、オランダ経済省が〇三年九月に発表した報告でも「第三世代の携帯電話基地局と同じ強さの電磁波を浴びると、従来の第一世代の基地局の電磁波に比べ、頭痛や吐き気を訴える人が目立って増える」と書かれていた。

外国の研究結果と自分たちのアンケートが一致していることに、主婦は驚いた。体調悪化がさらにひどくなったのと同時期の〇三年八月、携帯電話の中継局に第三世代用のアンテナが増設されていた。

そのころの体調について、主婦は「子供を学校に送り出すと、頭がボーッとなり、何も考えられない状態でした」という。「ここから離れたらいい」と考えて遠くに行くと、頭痛はスーッと消えた。自宅に戻るとまた、苦しくなった。「昼間はただ椅子に座っているだけで、気力や体力、思考力が抜き取られた廃人のような状態でした」。「死んだら電磁波から解放されて楽になるかも知れない」と思った。だが、電磁波でうつ病や自殺願望が引き起こされることを本で読んだのを思い出し、自分が危険な状態にあると思った。

「電磁波難民」

少しでも楽になるようにと工夫した。電磁波を避けさえすれば体調がよくなることは経験で分かっていた。自宅からなるべく離れて過ごしたり、同じ悩みを持つ者同士で情報交換をしたりした。

避難場所を提供してくれる友人が現れた。自宅から五〇〇メートルほど下のところにあった空き別荘を貸してもらい、午後九時から夜だけ寝かせてもらった。

有機農業の研究会で知り合った信州大農学部の女子学生から、「卒業論文のためにアパート

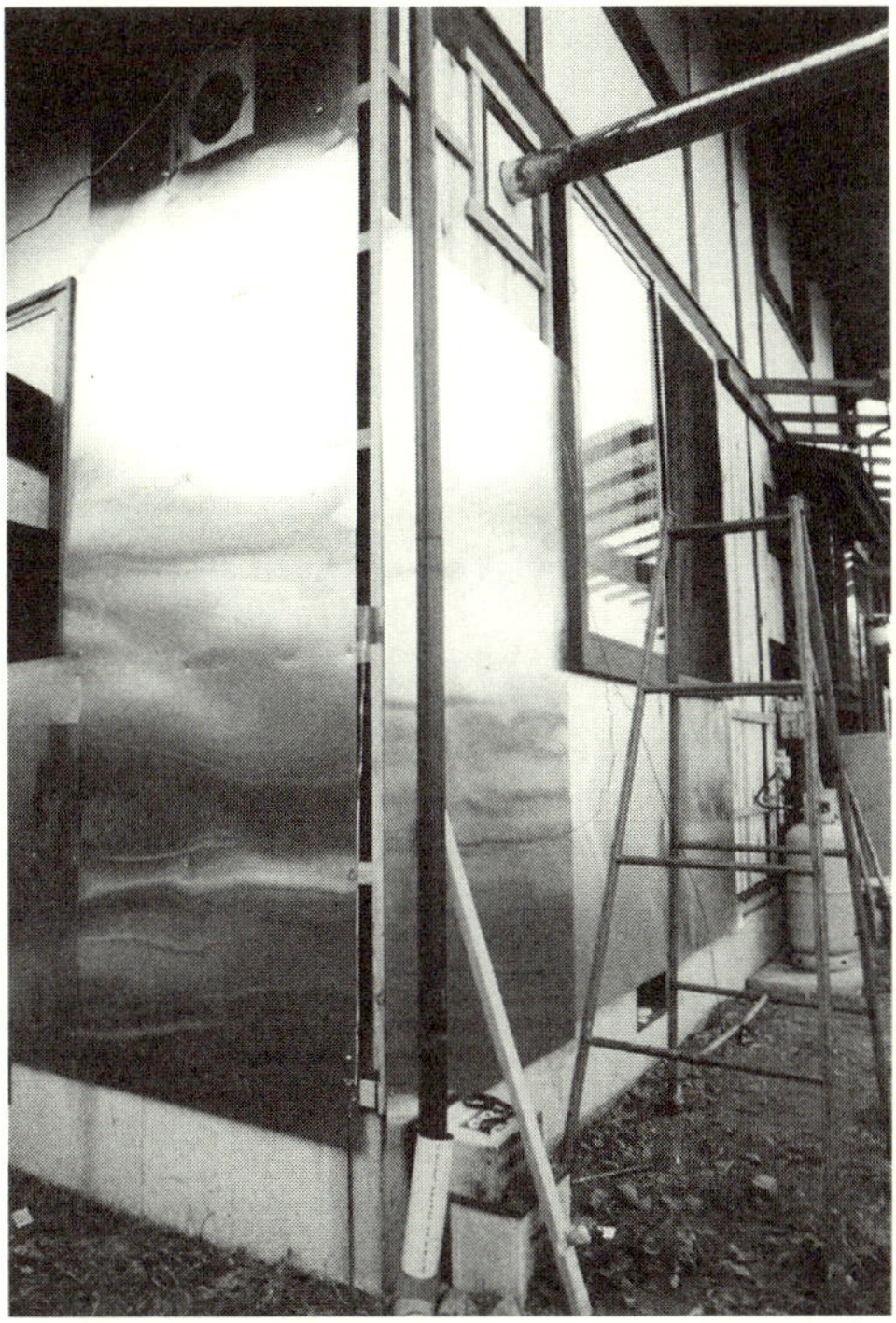

アルミ板で電磁波を遮断する工事＝長野県伊那市で

を不在にするから」と、アパートを昼間使わせてもらった。

主婦は当時、建築士の資格試験の準備中だった。自宅で勉強しても、問題が頭に入らないので、夜は別荘、昼はアパートと「電磁波難民」の生活を続けた。「アパートを訪れて三〇分もすると、体がスーッとして元気が戻った」。同じ頃、長男の体調も悪化し、夜間は主婦と一緒に別荘で暮らすようになった。

それ以前も、主婦宅では電磁波を減らす精一杯の工夫をしていた。携帯電波の中継局に面した側の窓や壁には、シールドクロスを張り巡らせた。頭を締め付けられる感覚や、夜中に動悸がして目覚めるといった症状は軽減したが、手足や頭のしびれ、自分が自分でなくなるような状態は直らなかった。

いつまでも別荘やアパートを借りるわけにいかず、一家は引っ越し先を探した。だが、一家五人で暮らせ、畑がある条件を満たすところは見つからなかった。

結局、一家は、自宅を改造して電磁波を遮断することにした。きっかけは、二〇〇四年の夏、自宅近くのロッジで開かれた原発の勉強会に来た電磁波問題の専門家の荻野晃也・元京都大工学部講師との出会いだった。主婦が相談すると、自宅まで見に来てくれ、「携帯電話の電磁波なら金属で遮断できる」と教えてくれた。

いろいろの金属を試したが、最後に到達したのがアルミ板だ。ホームセンターで買ったアルミ板で箱を作り、遮断効果があるかどうかを調べた。携帯電話などの高周波の電磁波を測れる測定器も三万円ほどで購入していた。危険を示す赤いランプが点いていた測定器をアルミの箱に入れると、安全を示す緑色のランプが点灯した。アルミ板に遮断効果があることが分かった。それ以前も、銅板で六畳間の寝室を覆って親子で寝たことがあった。銅板は重く価格も高かった。そんな時にアルミ板をホームセンターで見つけたのだった。

夫婦は〇五年六月、「アルミ板で家を覆う工事をやろう」と決断した。アルミ板の厚さは、耐久性と扱いやすさを考え、〇・三ミリのものを選んだ。

自宅の屋根はもともと、さびにくいガルバリウムという鉄板で覆われており、電磁波の遮断効果もアルミ板に劣らなかった。そこで、家の側面のすべての壁をアルミ板で覆うことにした。電磁波について理解がある建設業者を選んだ。

工事は〇五年七月末から二カ月間かかった。自宅に一家が住みながら、少しずつ工事を進めるためだった。一二センチ角の柱に四センチの厚さの板を落とし込み、その上をアルミ板で敷きつめた。アルミ板の端にはアース（接地）をつけ、電磁波がアルミ板にあたって生じる電流を逃がすようにした。

アルミ板を張り始めると、まだ工事は半ばなのに、電磁波測定器の値はスーと下がっていった。〇五年九月末に工事が終わる頃になると、劇的な変化が起きた。「家の中の電磁波の測定値が下がると同時に、様々な症状も消えていき、元気を取り戻すことができました」。

主婦は測定器を手にし、「この測定器は私の体調と同じです。アルミ板を張る前は、シールドクロスを張っていてもオレンジ色だった。シールドクロスがない時は赤色でした。それが、アルミの工事の後はグリーンになったのです」と言った。「遮断工事の前はすっきり眠れず、しびれた感じで、夜中に目が覚めた。心臓がドキドキし、頭が締め付けられる気がして、ちょうど全速力で走った後の感じでした」。

電磁波の遮断工事は、思わぬ副産物も生んだ。冬になると、ストーブを消しても部屋の中は暖かかった。アルミ板で覆うことによって断熱効果ができたのだった。

〇六年夏に主婦宅を訪れた時、玄関の軒先にツバメの巣があった。「三年ぶりに五月から六月にかけてツバメが戻って来て、巣をかけました。今年は植物の奇形も目立たなくなった。携帯電話会社もこれ以上、関心を持たれたくないので中継局の出力を変えたのではないでしょうか」。ツバメが戻ってくる前に、ボーダフォンの基地保全局の人たちに奇形植物のカラー写真を渡したという。

主婦は、電磁波対策で購入したシールドクロスや、アルミ板の工事の領収書を大切に保存している。アルミ板の工事は一五〇万円かかったという。「いつか、アスベストみたいに立証される日がきっと来ると思っています」。

主婦は「実物のタンポポなどの奇形を見ると、みな、大きな衝撃を受けます。実物の説得力はすごいと感じました」という。奇形植物の調査も始めている。まず、統一した調査票を作成することから始めた。長野県松本市在住の植物学者が協力してくれ、〇六年に完成した。植物学者もタンポポの奇形を見て驚き、その後、「自分の周囲でもシロツメクサの異常を見つけた」と話したという。

「植物のもがき苦しむ姿は、人々の苦しみを代弁し、電磁波の影響の原因解明の糸口になってくれるかも知れません」。この主婦の呼びかけがきっかけで、〇六年から、奇形植物の調査が、長野県など各地で始まっている。同県東御市で〇六年四月に行ったタンポポ調査で、ぶどう園のフェンスの外側に奇形が多いことが分かった。

「欧米では二一世紀の公害といわれ、電磁波の関心が高い。日本のマスコミは、企業利益のからむタブーとして取り上げない。電磁波の洪水の渦に巻き込まれてアスベストのように放置されないよう、人々の関心が高まってほしい」と主婦は言う。

電車に乗れない人々、車内に電磁波が充満

車内で増幅される電磁波

「電車に乗れない人」が増えている。〇二年に都内で開かれた電磁波過敏症の集会で「電車に乗ると気分が悪くなる」と訴えた千葉県船橋市内の女性は、電車通勤が不可能となったため、慶応大の非常勤講師の職を失ったという。

原因として電磁波が浮上している。電車内に国際基準を大きく上回る電磁波が充満していることを初めて明らかにしたのは、東北大大学院理学研究科の本堂毅助手の研究だった。

日本物理学会論文誌（英文、二〇〇二年二月）に掲載された論文で、「多くの乗客が持つ携帯電話の電磁波が電車内で重なって反射しあうこと」を理論的に説明し、この論文が英国の雑誌や新聞で大きく取り上げられると、欧米で話題を呼んだ。外国の報道を受ける形で、国内でも二〇〇二年六月の新聞で初めて報道された。

本堂さんが研究を始めたきっかけは、通勤電車内で起きた奇妙な現象だった。通勤でＪＲ仙

石線の電車に乗っていた朝、ウォークマンのヘッドフォンから「ブツブツ」とノイズが続いた。「雑音のキャンセル機能付きなのにおかしいな」と思う現象がその後も、何度も続いた。周囲を見回すと、五メートルほど先で携帯電話でメールをする人がいた。送信のボタンを押すたびにノイズが起こることに気づいた。

ヘッドフォンのメーカーに問い合わせると、ノイズが携帯電話の電磁波で起きることを認めた。「こんなに影響が出ているのか」と驚き、携帯電話が出す電磁波について調べ始めた。通話しない時も、携帯電話から位置情報を知らせる電磁波が出ている。野外ではノイズが起きないのに、なぜ、電車の中だけで起こるのか。本堂さんは、電車が金属の箱であることに着目し、「電磁波が金属の壁で跳ね返って強まるのでは」と考えた。

早速、都内の私鉄の電車を調べ、窓の面積や車両全体の体積などを求めた。電車内に携帯電話が複数ある場合、電磁波の重複と反射によって車内の電磁波密度（電磁波の単位面積あたりの強さ）がどのくらいになるかを計算式で導き出した。

五〇人が〇・四ワットの電磁波を出す携帯電話を一台ずつ持つと、総出力は二〇ワットとなる。その値をもとに計算すると、車内の電磁波強度（電力密度）は国際基準値（五ワット／平方メートル、一ギガヘルツの場合）を超えて二倍となった。この基準値は、世界保健機関（ＷＨＯ）関連の非電離放射線防護委員会（ＩＣＮＩＲＰ）が定めたもので、短期的な健康影響を起こさないための最低基準だ。

本堂さんは電磁波の影響を確信した。「これまでは、野外などの反射のない場所のことしか考えず、電磁波は距離の二乗に反比例して弱くなると言ってきた。しかし、電車のような閉鎖空間では電磁波は反射し、強めあう。その影響を考える必要がある」と指摘した。

この指摘に対し、携帯電話などの電磁波を管轄する総務省は「反射する壁までの距離が遠ければ、電磁波は減衰し、基準値を超すことは考えにくい」（電波環境課）と反論した。そう言いながら、本堂さんの指摘の是非を確認する試験は行っていなかった。

この研究結果が報道されると、一般の反応は大きかった。大阪府吹田市の障害者問題研究者は新聞に投書し、研究の正しさを裏付けるアンケート結果を明らかにした。「二千人を超すペースメーカー装着者と話した結果、約三割の人が満員電車で何らかの症状が出て困っていた。残りの七割の人も、満員電車は携帯電話の電磁波が怖いので、初めから避けていた」と伝えた。それまで、総務省は「携帯電話から二二センチ離れていれば、ペースメーカーへの影響はない」と安全性を主張していたが、電車内では影響が出ていることがこの投書で証明された。

本堂さんは「野原の真ん中なら、確かに電磁波は拡散して弱まる。だが、電車内のような反射が起こる閉鎖空間では、二〇センチほど離れれば安全とはとても言えない。反射のほかにも、携帯電話を複数使う場合の重複の影響も考える必要がある」と指摘した。

それでも、国や携帯電話業界は無視を続けた。この態度に対し、本堂さんは「物理学の基本が無視されている」と怒った。そこで、本堂さんは〇六年八月、さらに衝撃的な実験データを、前回と同じ日本物理学会の英文誌で発表した。四年前の論文は理論的な計算結果だったが、今回は詳細な再現実験で立証した。

論文の冒頭で、本堂さんは、国や業界の姿勢について「筆者らの指摘にもかかわらず、反射による電磁波強度の増加は無視できる程度に小さいと主張し、境界値問題としての電磁気学を忘れている」と批判した。この誤りを学問的に正すことは学術界全体の責務だとも書いた。電車を模擬したコンテナーやエレベーターを使った実証試験や、コンピューターのシミュレーションで、電磁波が電車内に充満する様子を視覚的に示した。

実験で使ったのは、大型輸送用コンテナー（長さ五・五メートル、幅二・三メートル、高さ二・二メートル）だ。コンテナーの内側の壁はステンレス製で、天井と床はアルミ製。電車の金属壁と同様、これらの金属表面は携帯電話の電磁波をほぼ完全に反射する。

市販の携帯電話の出力は安定しないため、ほぼ同じ周波数の一・二ギガヘルツの無線機を電磁波の発生源に用いた。出力は〇・一五ワットに設定した。携帯電話の出力は最大二ワットだが、都市部のように電話が通じやすい場所では数分の一の出力で使われており、それと同じ条件にするためだ。

無線機をコンテナーの奥に置き、そこから離れるにつれて電磁波がどのように変わるかを専用測定器で測った。結果は、それまでの国や携帯電話業界の姿勢を支持してきた電磁波の専門家たちの楽観論を否定するものとなった。

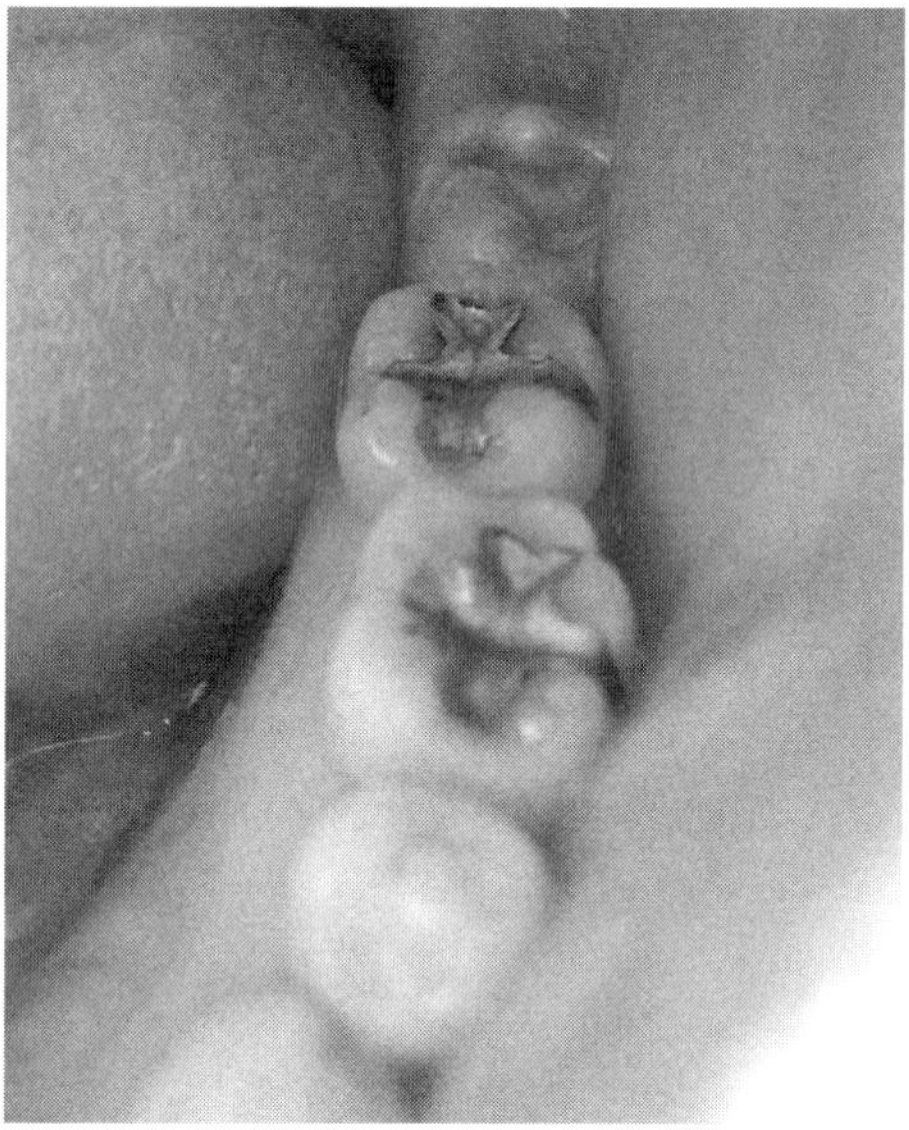

携帯電話の電磁波で体調が悪くなる患者の口の中の水銀アマルガム（奥田医師提供）

距離が離れると電磁波強度は急激に落ちるはずなのに、コンテナーの中では、電磁波の強さは一向に減らなかった。離れたところで、無線機のそばよりも強い「ホットスポット」が見つかった。最大値は無線機から四・六メートルの場所で、反射がない場合（開放空間）の約二〇〇〇倍の強さだった。この強さは、無線機から〇・一メートルで測定される値と同じだった。

本堂さんたちはさらに、人々が実際に利用するエレベーターの中でも同様の結果が出るのではないかと考えた。東北大の研究棟の建物で再現試験をした。使用エレベーターは一七人乗りで、大きさは縦一・五メートル、横一・八メートル、高さ二・三メートルだ。無線機をエレベーターの奥に置き、ドアは完全に開いた状態（開いた幅は〇・九メートル）にして、実験を行った。

結果は、輸送用コンテナーと同様に、無線機から離れた場所でも電磁波は減らなかった。電磁波が強いホットスポットがあちこちで見つかり、無線機から直線距離で二・六メートル離れた場所で、無線機から〇・一メートルしか離れていない場合と同じ強さだった。エレベーターのドアが完全に開いていたことからみても、電磁波の大半は内部で反射を繰り返していたことを示している。

今回の実験結果は、これまで誰も考えなかった問題にも警鐘を鳴らしている。電車やエレベーターと同様に、閉鎖空間のバスや乗用車、タクシー、飛行機でも、携帯電話などの電磁波が充満することを示している。携帯電話の電波で飛行機の電子機器が狂う問題の深刻さは、今回の実験結果からもうなづける。

本堂さんは、電磁波のリスクを〝たばこ〟にたとえて、警鐘を鳴らす。「自分で携帯電話を使わなくても、乗り物の中では他人の携帯電話の影響を避けられない。その影響を最も受けるのは子供であり、赤ちゃんであり、母親のおなかにいる胎児だ。たばこの副流煙による受動喫煙と同じように、電磁波の受動曝露のリスクについて、もっと議論や研究をする必要があります」。

歯のアマルガムで電磁波過敏症に

「電車に乗れない人々」について、電磁波と歯の関連性を指摘する歯科医がいる。神戸市中央区で「恵美歯科医院」を開く奥田恵美医師だ。インターネットの「看板のない恵美歯科院長のブログ」で、電磁波の影響を受けた患者の様子を紹介している。

「二〇〇五年一二月八日。今日の初診の患者さんは、二二歳の男性。中学生くらいからの腰痛で、三年ほど前からしびれるほどの痛みがあり、今年に入って電車の中で手足がしびれて動けなくなって、救急車で病院に運ばれたものの、しばらくしたら普通に戻り、ストレスによる不安神経症でしょうと言われたそうです。腰痛で接骨院に通院するも改善せず、色々と調べるうちにかみ合わせが原因かもしれないと思い、当院に来院されました」。

奥田医師は、この男性の口の中に水銀アマルガム（虫歯治療の詰め物で、水銀合金）が七つも入っているのを見つけた。男性が立った状態で、前から携帯電話を近づけていくと、段々と体が後ろに倒れていった。その様子を見て同医師は電磁波過敏症の症状と診断した。

「電車の中でみんなが携帯電話を持っていて、さらに密閉された状態で電磁波の逃げ場がないため、電磁波過敏症の人はつらいはず」と指摘し、男性に対して「電車でも普通より特急の方が気分が悪くなるんじゃない」と聞くと、「はい、何でか分からないけれど、今日も特急で来たら気分が悪かったです」と言ったという。

奥田医師は、電磁波を遮断するため、患者の口の周りにアルミ箔を巻いた状態で、携帯電話を近づけた。すると、体が後ろに倒れなくなった。同医師は「明らかに口の中の詰め物（水銀アマルガム）が電磁波のアンテナをしていることがわかりました。いわゆる心療内科に行くような疾患と思われがちですが、こういった原因が歯科治療で治る場合があるのです」と指摘する。アマルガムをすべて取り除き、セラミックのものと置換した。

男性は「ずっと自分が精神的に弱いからだと思っていた」と打ち明け、原因が分かってうれしそうに帰ったという。「原因不明で悩んでいる人たちのために、口の中と全身のつながりや電磁波との関係を伝えていかなければと思った」と奥田医師は記している。

携帯電話を使って症状を調べる奥田医師のやり方は、まず、待ち受け状態の携帯電話を患者の胸元にあてて立ってもらう。一〇秒ほどでふらついたり、めまいがしたり、気分が悪くなったり、胸が圧迫される感じがしたり、腕がしびれる感じがあったり、心臓がドキドキしたりといった症状があれば、電磁波過敏症の疑いがあるという。

この方法をブログの動画や写真で詳しく紹介している。試験中の患者の体が傾く様子について「体が傾くのは、平衡感覚の障害が起きているからです。測定時に携帯電話を受信した場合は、さらに大きな変化が見られます。もし駅のホームぎりぎりに立っていて、このような現象に見舞われたとき、線路に転落しても不自然でないといえます」と指摘する。これまで知られていない電磁波の影響についてもっと注意を払う必要がある。

第三章　現場からの報告、その三（労働現場）

のろわれた図書館、盗難防止装置で体調不良が続発

原因不明の体調不良に

労働現場がいま、日常生活で浴びるよりもはるかに強い電磁波にさらされている。原因不明の体調悪化に悩まされ、挙げ句の果てに仕事を失う人々も出ている。

東京都多摩市にある市立図書館の職員たちも、そうした被害に苦しんだ。粘り強い取り組みの末にようやく、被害防止の対策がとられたが、こうした例はむしろ例外だ。一連の経過を紹介しながら、電磁波問題の難しさを考えるきっかけにしたい。

問題が起きたのは、多摩ニュータウンの中心部にある永山図書館。ここの職員たちが、「頭が痛い」「めまいがする」などと体調不良に悩まされるようになったのは、二〇〇一年一〇月、図書の無断持ち出しを防ぐ「盗難防止装置」の導入からだった。

「金曜日の一九日に運用が始まった。翌日の土日は臨時職員が出ていましたが、月曜に出勤すると、体調がおかしいと言い出したのです。運用から数日が過ぎたころ、みんなも具合が悪

いと言いだし、私も頭が痛かった。目元から髪の生え際のあたりが締め付けられるようで、ぴりぴりした」。こう証言するのは、後で電磁波過敏症と診断された女性職員（四六）だ。あわてた市側が装置の稼働を止めると、症状が収まった。市の聞き取り調査の結果、三四人の職員のうち、症状を訴える人は一九人いた。症状も、頭痛や気持ち悪さ、極度の疲労感などさまざまだった。

この盗難防止装置は、貸し出し処理をしていない本を持って出入り口のゲートを通り過ぎようとすると、磁気で探知し、警告ブザーを鳴らす。作業手順は、本には特殊な磁気テープが貼られており、利用者が本を借りる時、受付カウンターでテープの磁気を消す処理をする。もし、受付を通さないで本を持ち出そうとすると、ゲートから出る電磁波が磁気テープと反応し、ブザーで無断持

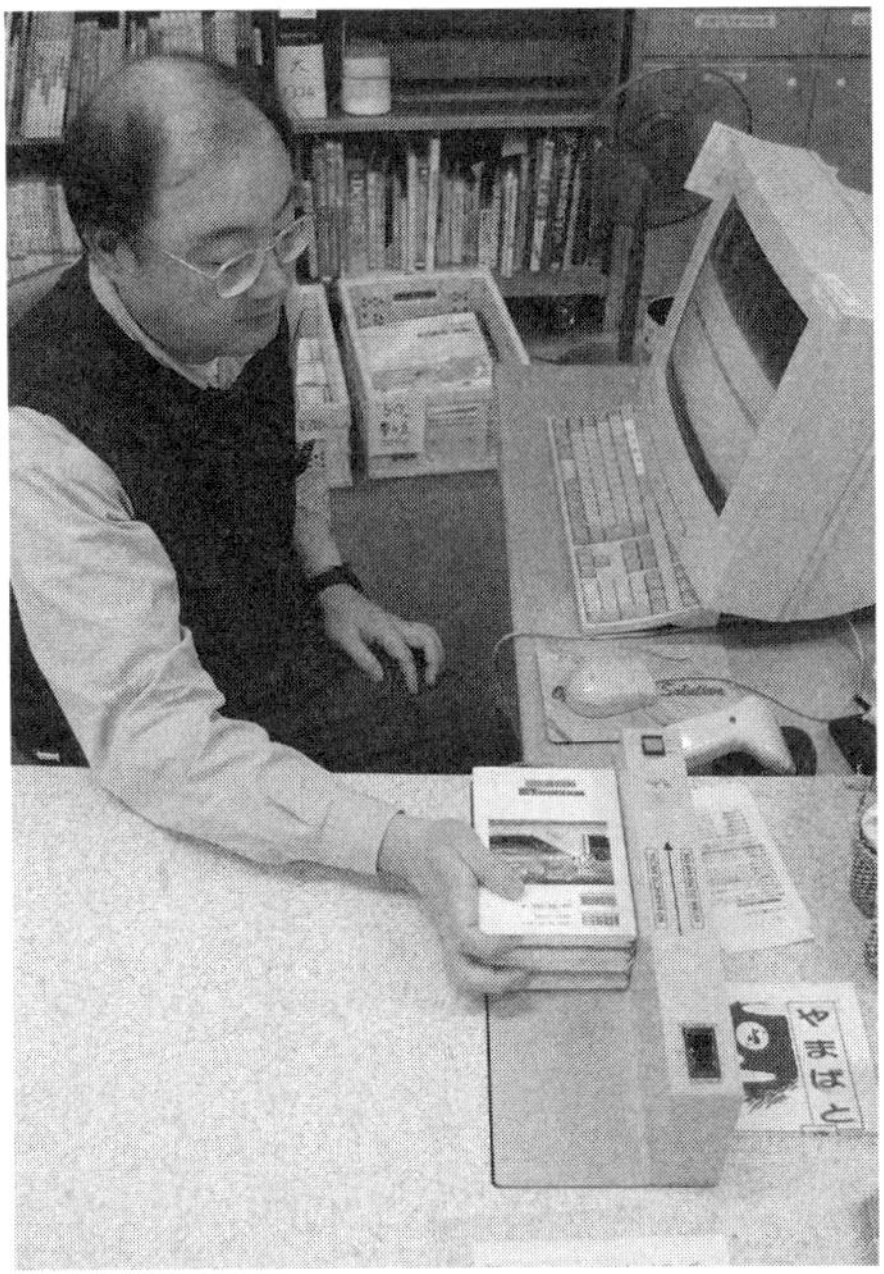

本の盗難防止テープに磁気をつけたり消したりする装置。強い磁気のため健康被害が続出した＝永山図書館で

ち出しを知らせる。利用者が本を返却すると、再び職員がカウンターで磁気をつけてから、書架に戻すという流れだ。

テープの磁気データを瞬間的に消したり付けたりするには、強力な磁気が必要だ。受付カウンターで貸し出しや返却の手続きをする装置からは強力な交流磁気が出ているのに、職員たちは知らされていなかった。

職員のひとりは、「本をカウンターの装置の上でスライドさせると、パカッと音がする。そのたびに、胃にくるという人もいれば、胸が締め付けられるという人もいました。カウンターの周りは何か、空気が違う感じでした」と、当時を振り返る。

市は同年一一月二日から装置の電源を切って、メーカーを呼んで調べさせた。メーカーから出された報告では、「本を装置に通す際のピーク時でも、磁界の強さは一〇〇～二〇〇ミリガウス程度で、無視できる数値だ」とされていた。市の顧問産業医も「体調不良と装置との直接の関連性は認められない」という判断を下し、カウンター付近の空調の悪さや照明の暗さが原因ではないかという意見だった。

市側は照明を明るくしたり、電磁波を防ぐというエプロンを配ったりして、翌年三月一九日から、再び装置の運用を始めた。ところが、また、職員たちの体調不良が起きた。

再開当日から症状が出たという女子職員は「頭が締め付けられるようで、カウンターに立っていられなくなった。帰宅後も頭痛の症状が取れなかった」といい、その後はカウンター業務を外してもらった。それ以降は炊飯器やアイロン、掃除機、ドライヤーなどの電磁波に反応するようになってしまった。

　この職員は翌月の人事異動で、装置が未導入の別の図書館に移った。同様に異動した人は二〇人以上になった。後任の職員たちからも体調不良となる人が出たが、異動を怖がって黙っていた。体調を壊したとしてこの問題を追及する職員からの問い合わせに、ある職員は「胸が圧迫される感じで、心臓が苦しくなる」と漏らしたという。市側は、問題を追及する職員たちを他部署に配置転換した。装置再開に反対する声に対し、市側は「税金を八〇〇万円も投入して購入したもので、止めるわけにはいかない」と取り合わなかった。

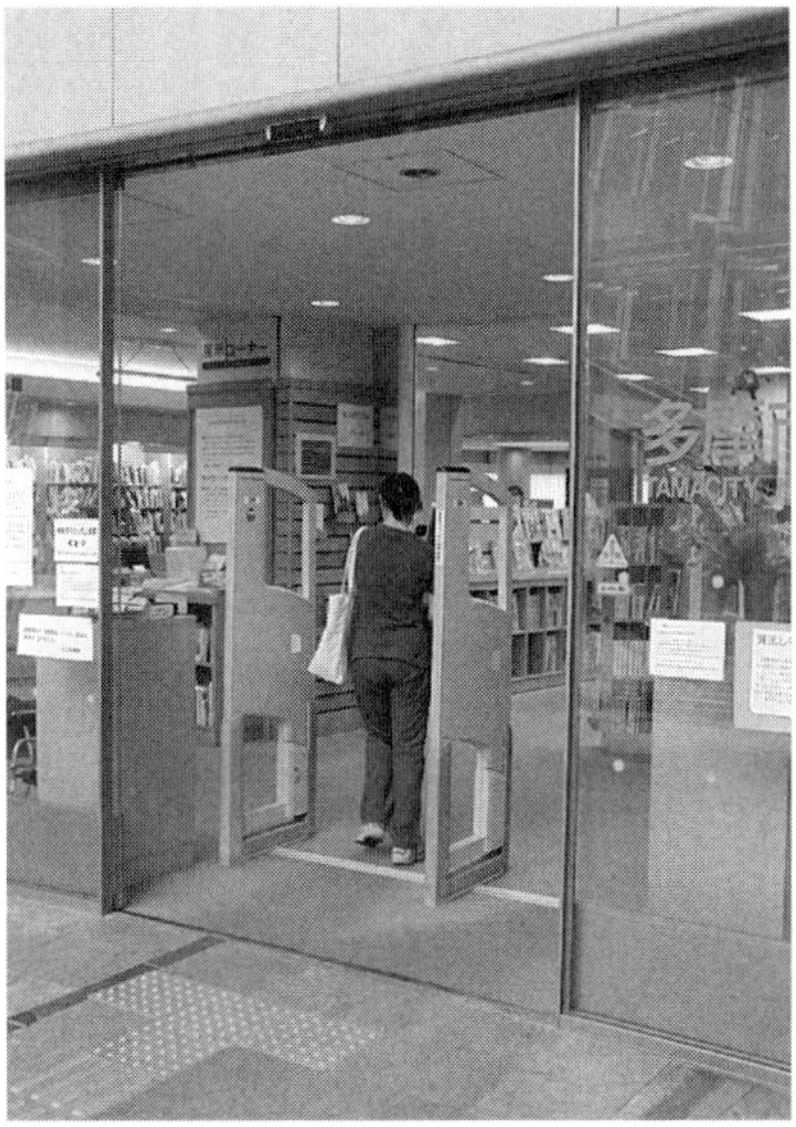

盗難防止装置のゲート＝多摩市・永山図書館で

　職員たちの独自調査によって、同様の装置が八六年秋から導入されていた関戸図書館で異常事態が起きていることが分かった。過去数年間で五人がガンになり、ガン死一人を含め二人が死亡していたのだ。

　職員たちの聞き取り調査から、乳ガンや胃ガン、大腸ガンなどのほかにも、頭痛やめまい、神経痛、腰痛などが頻繁に起こっていた。ある職員は「関戸に移動してきたとたんに、風邪を引きやすくなった。頭痛がひどくなり、バイクに乗車中に記憶が薄れるなどの症状が出た」とアンケートに記した。当時はまだ国内でも電磁波問題が知られておらず、盗難防止装置と関連があるとはだれも思わなかった。「持病かもしれない、更年期障害かもと思ったりもした」という声もアンケートに書かれていた。

数年で他部署に移動すると、うそのように体調がよくなるため、「この図書館は呪われているのではないか」と噂が出た。しかし、それ以上、問題になることはなかったという。

組合が動く

問題の深刻さを知って、職員の有志たちは市職員組合や自治労都本部にも応援を求めた。市側と団体交渉を持ち、「盗難防止装置のメーカーの報告は信頼できない。電磁波の専門家でもない顧問産業医の意見書では不十分だ。現に症状を訴える職員がいるのだから、専門の第三者機関に調査を依頼すべきだ」と申し入れた。

職員たちは、職場の実態を自ら調べようとガウスメーター（電磁波測定装置）を都本部から借りて、測定に乗り出した。同年五月二二日、測定器を貸出機や返却機の上にかざすと、針が振り切れた。メーターは最大で一〇〇ミリガウスまで計れるが、装置から出る電磁波はそれを上回っていたのだ。一〇〇ミリガウスを超えたのは、貸し出しと返却の両装置の上部と両端だった。装置の正面から五〇センチ離れた位置でも、三五～一〇〇ミリガウスあった。職員が座る位置でも、四～一五ミリガウスの値が出た。その後、高性能の電磁波測定器で測り直したところ、装置の真上で六一七〇ミリガウスが測定された。高圧送電線の真下より何十倍も強い電磁波が出ていたのだった。

職員たちの問診で訪れた自治労都本部の顧問医師も驚いた。「常時作業をする事務職場でこれほど高い磁場が発生しているとは想像もしていなかった」という。この日、問診を行った七人の結果について「共通した訴えとして、頭痛や胸の圧迫感、疲れやすいというものだった。中には、内臓が引っ張られる感じ、背中から腰がピーンと張る感じという人もいた。また、貸し出し作業中に胸に衝撃を感じるなどの訴えもあり、瞬間的に六〇〇〇ミリガウスもの磁場が発生していることを裏付けるものだと思う」と説明している。

この値は、人体への急性影響を防ぐ国際基準（国際非電離放射線防護委員会のガイドライン）の一〇〇〇ミリガウスをも大幅に超えていた。

こうした取り組みもあって、多摩市教育委員会は二〇〇四年、「体調不良と電磁波との因果関係は断定できないが、不安感を考慮して、電磁波の曝露が少なくなるように具体策をとる」として、いくつかの対策を取り入れた。貸し出し時の作業では、電磁波の影響のない機種（永久磁石）を使うように切り替えた。さらに、最も電磁波が強い返却時の作業でも、リモコン式のスイッチを導入し、装置から離れた場所で作業できるようになった。また、連続作業時間も一時間をめどにすることになった。

対策が実現しても、いったん電磁波過敏症になった職員たちは、その後もつらい症状で苦しんできた。太田真澄さん（四五）もその一人だ。電磁波過敏症の外来がある北里研究所病院で、「特定の変動磁場に対して脳循環血流量が変動する」と診断された。永山図書館よりも前から盗難防止装置が導入された関戸図書館でずっと、貸し出しなどの業務を担当していた。ひどい肩こりやめまい、耳が聞こえなくなるなどの症状に悩まされ、「毎年七月の健康診断では、要観察と言われていた。（血液一ＣＣあたりの）白血球が二〇〇〇台で、なぜこんなに少ないのかと心配でした」。

問題が明らかになって〇二年四月から、盗難防止装置のない図書館に配置換えとなった。体調は一進一退したが、一年後くらいから、体調が「薄皮をはがすようによくなった」という。今では白血球も三九〇〇に増え、問題ないと言われた。だが、ビデオ店などの盗難防止装置のゲートの前を通る時は、関節が少し痛くなり、ダッシュで通り抜ける。太田さんらと電磁波問題の改善に取り組んだ女子職員の一人は、その後も体調が戻らず、〇三年に退職を余儀なくされたという。

今回は労災の一つとして、所属する市職員組合や自治労都本部が熱心に支援してくれたため、対策がとられた。だが、多くの職場では、電磁波問題に取り組む労組はまずないというのが現状だ。電磁波で健康を壊しながら孤立する人たちの例をこれから紹介する。

電磁波で初の労災申請、鈴木さんの場合

電磁波の研究に関わったばかりに、体調を壊したあげく退職を余儀なくされた人がいる。千葉県南房総市に住む鈴木美恵子さん（旧姓は石井）だ。地元の薬局で働きながら、体調の回復につとめている。

電磁波研究で病気に

獣医と薬剤師の両方の資格を持つ鈴木さんは、東京慈恵会医科大の環境保健医学教室の助手として、一九九二年四月二日から同五月五日にかけ、リニアモーターカーの生体影響を調べる動物実験に従事した。実験設備は、東京都昭島市の民間企業（日本電子昭島製作所）の研究所にある「核磁気共鳴装置」（ＮＭＲ）を借りた。装置の中心に超伝導磁石で囲まれた円筒の空間があり、四万七〇〇〇ガウス（四・七テスラ）の強力な磁界（静磁界）が出ていた。その中に実験動物のマウスを入れ、血液などにどんな磁界の影響が出るかを調べる実験だった。

装置の原理は、医療機関に普及しているＭＲＩ（核磁気共鳴断層撮影）と同じだ。これだけ強

い磁界が人体にどんな影響をするのか。五〜一二〇ガウス程度でも時計や磁気カードに影響が出ると言われるのに、その一万倍の強さだから、その影響は想像をこえる。

だが、この実験を統括する東京慈恵会医大の担当教授からは、作業の安全のための指示や説明は一切なかったという。鈴木さんは、放射線の中を防護服なしで歩き回る人のように、強力な磁界から身を守る防護服も警報機も付けない丸腰のまま、実験を続けた。任された作業は、マウスを入れたケージ（飼育箱）を装置の中心に入れ、時間がきたら取り出して、そばの机の上で採血したり、解剖したりするというものだった。

マウスのケージの出し入れもすべて、手で行った。装置の運転を止めるスイッチがなく、出し入れの際も、磁界は出っ放しだった。ケージの位置を変えたりするため、鈴木さんの体は、頭から肩まで装置の中に入ることもあった。強い磁界のため、「皮膚がピリピリする風圧を感じた」と鈴木さんは言う。

実験が終わって大学に戻ると、鈴木さんの体調は徐々に悪化した。めまいや吐き気などが現れ、一年後の九三年六月に退職を余儀なくされた。その後、次々と病気が見つかった。乳腺腫瘍や大腸ポリープなどが見つかり、耳鳴りにも悩まされた。見つかった異常は最終的に、直腸ポリープ、子宮筋腫、乳腺腫瘍、糖尿病、血球異常、耳鳴り、腎機能障害、肝機能障害、結節性甲状腺腫と腎臓の石灰化だった。

鈴木さんは「病気の原因は、実験で浴びた磁界以外に考えられない」と、労災の申請をしよ

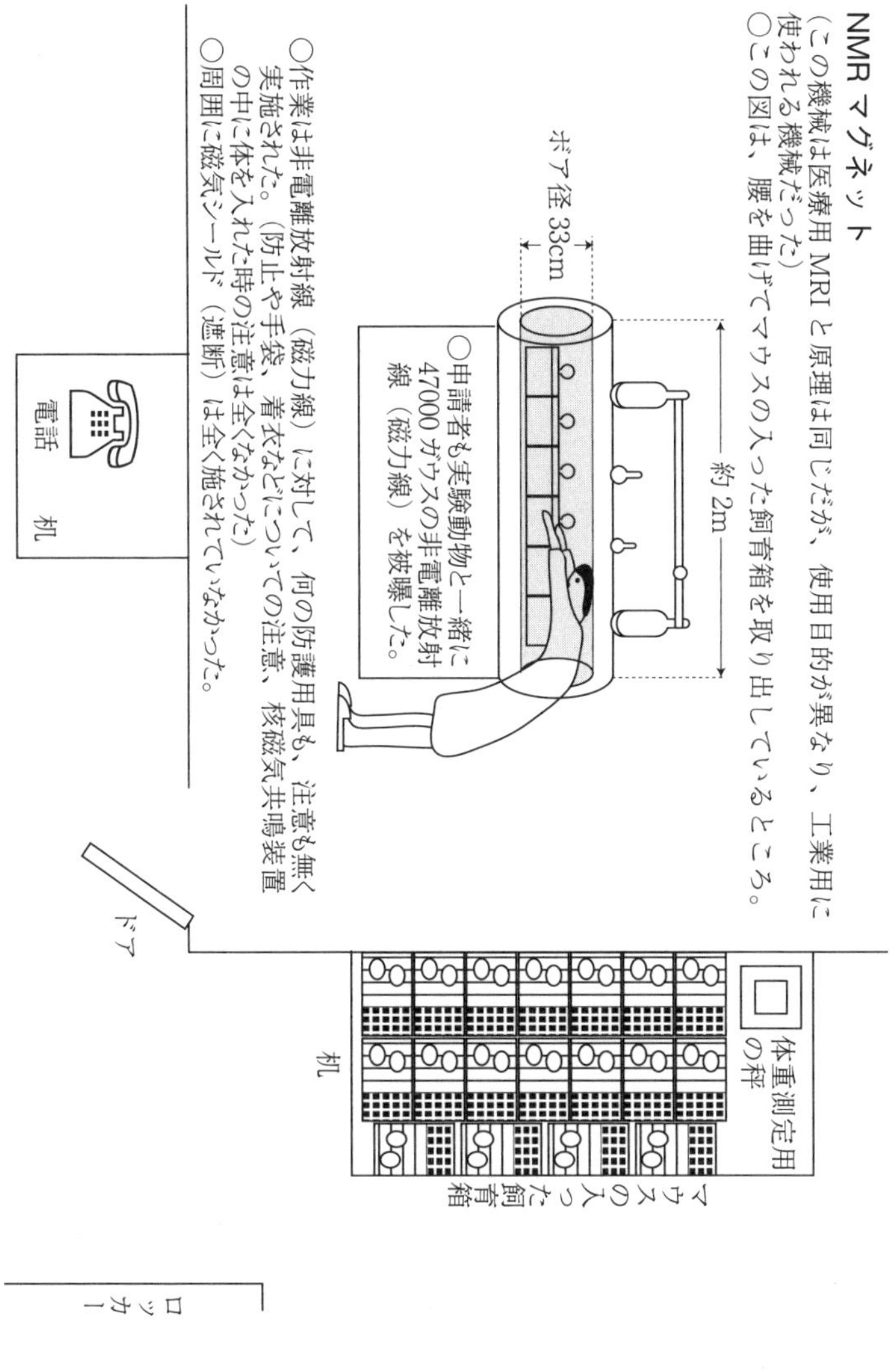
NMR マグネット
（この機械は医療用 MRI と原理は同じだが、使用目的が異なり、工業用に使われる機械だった）
○この図は、腰を曲げてマウスの入った飼育箱を取り出しているところ。
約 2m
ボア径 33cm
○申請者も実験動物と一緒に47000ガウスの非電離放射線（磁力線）を被曝した。
○作業は非電離放射線（磁力線）に対して、何の防護用具も、注意も無く実施された。（防止や手袋、着衣などについての注意、核磁気共鳴装置の中に体を入れた時の注意は全くなかった）
○周囲に磁気シールド（遮断）は全く施されていなかった。
電話
机
ドア
体重測定用の秤
マウスの入った飼育箱
机
ロッカー

（鈴木さんの労災申請書から）

うとした。労災申請書の提出に協力してほしいと大学に申し入れた。しかし、予想もしない仕打ちを受けた。「大学で実験に携わっていたことを証明する在籍証明すら出してもらえなかった」と鈴木さんは怒る。しかも、鈴木さんが動物実験の様子を記した実験ノートさえも、大学の所有物だとして提供もコピーも拒まれた。このノートがないと、労災の申請に必要な当時の様子を証明することが難しかった。鈴木さんはやむなく、当時の手帳などをもとに、少しずつ記憶を呼び戻して、労災の申請に必要な書類をまとめていった。地元の千葉労災職業病対策連絡会からやり方を教えてもらった。

電磁波で初の労災申請

退職から申請までに三年を要した。一九九六年六月一二日、「動物実験の際に、装置から出る強力な電磁波を浴びたために乳腺腫瘍などの病気にかかった」として、鈴木さんは、三田労働基準監督署（東京都港区）に対して労災申請をした。電磁波による健康悪化を理由にした全国で最初の労災申請だった。

しかし、二年後の一九九八年二月一〇日、同労基署は「浴びた値は、安全基準の範囲内」として、申請を認めない決定を下した。この決定に鈴木さんが納得できるはずもなかった。

実は、担当教授ら東京慈恵会医大の研究グループは、鈴木さんが浴びたのと同じ装置を使って動物実験を行い、「マウスの骨髄細胞の核内に（染色体の断片である）小核が誘発される」と、

申請者に発生した病気

○申請者は1カ月の実験中に国際非放射線防護委員会のガイドライン【資料5】の中の、全身への職業的曝露磁束密度の上限値（2テスラー）および米国の医療現場の使用基準（2テスラー以下）の2.35倍の強度の磁力線を合計10回以上も被曝した。

○さらに、この作業は、アメリカエネルギー省（DOE）指針【資料5】の上限も、はるかに上回っていた。

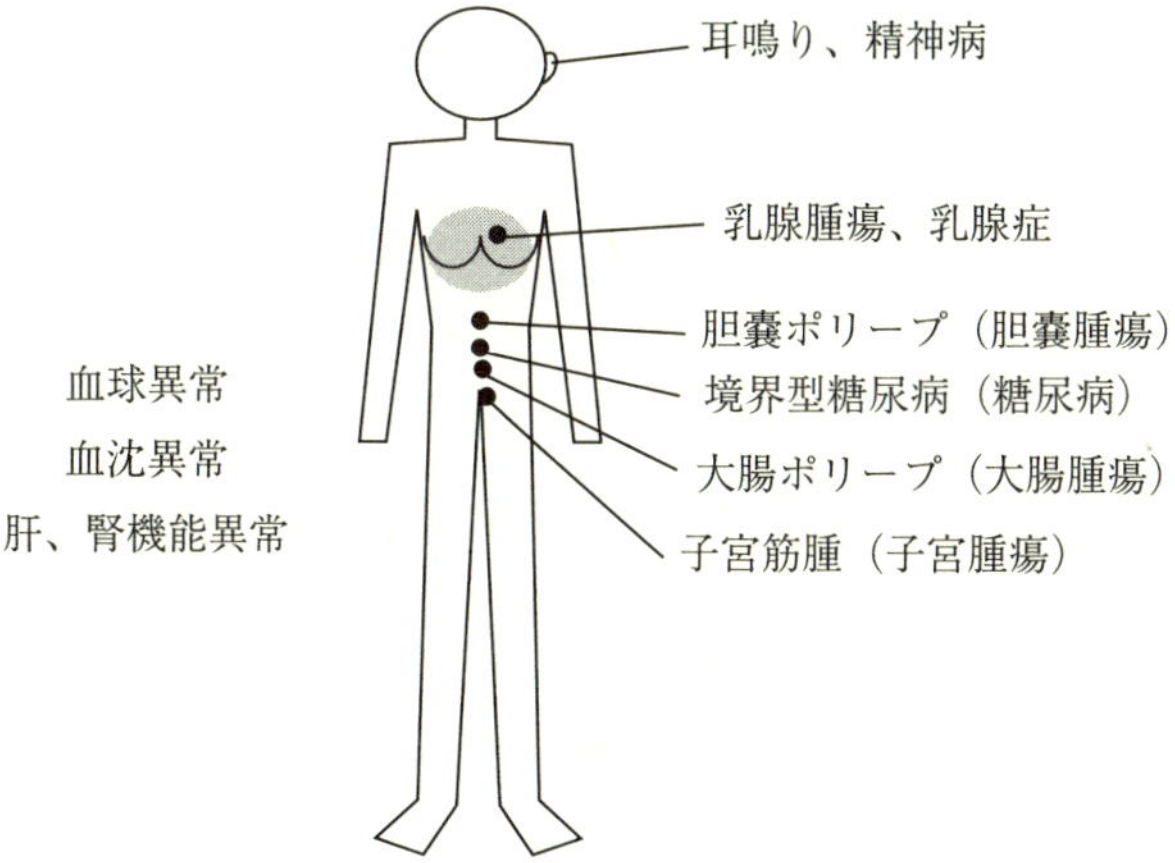

○病気の大部分は、代謝・分泌のために働く臓器の異常であり、これらの臓器は外部からの物理的侵襲に弱く、病気になりやすいところだった。

○この、核磁気共鳴装置による動物実験をさせられた女性は、申請者の1人だった。

○短期間に多くの実験を処理

↓

安全量以上の磁力線被曝+重度の疲労

↓

病気発生

（鈴木さんの労災申請書から）

学会誌で発表していた。

この小核は、染色体が突然変異を起こすと生じるため、薬などの毒性試験で指標として使われる。つまり、四万七〇〇〇ガウスの磁界によって細胞に突然変異が起きたと発表していたのだ。このことからも、三田労基署が鈴木さんの労災申請をはねつけた理由として挙げた「安全基準の範囲内」でないことは明らかだ。そもそも国内には、どのくらいなら安全かについて、基準どころか目安となるものさえない。

半年後の一九九九年六月二日、鈴木さんは、再審査を求める請求書を労働保険審査会の会長あてに提出した。再審査を求める理由の中で、鈴木さんは訴えている。

「劣悪な環境の中で、一カ月におよぶ重労働を強いられた。磁力線被曝で病気を発生させるに十分な要因となった。この実験指示者の教授は、労働省の労働安全部会の理事で、かつ予防医学を教える立場にありながら、磁力線での実験という特殊環境での実験に何の配慮もしなかったのは憤りを感じる」「安全域をはるかに超えた、動物で絶対に病気の発生する値である数万ガウスの電磁波を、教授の不注意で、比較的長期間、亜慢性的に被曝した」。

鈴木さんによると、当時は、民間企業から実験装置の部屋の一部を間借りしている状態だったという。民間企業の研究者たちは一日中、装置を運転しており、磁場の強度は四万七〇〇〇ガウスのままだった。装置にマウスのケージを出し入れする際だけでなく、装置のそばに置かれた机でマウスの解剖などをしている間もずっと、装置から漏れる強力な磁界にさらされていた。装置の四万七〇〇〇ガウスの磁界を直接浴びる回数も一日に五～六回あり、一カ月の実験期間中で延べ二〇回以上あったという。

四万七〇〇〇ガウスとは一体、どのくらいのものなのか。米国エネルギー省が定めた職業上の安全指針によると、全身曝露では、一〇分以内なら〇・五テスラ（五〇〇〇ガウス）、一時間以内なら〇・一テスラとされている。一日八時間の作業では〇・〇一テスラ以下とし、手足だけなら、それぞれ二テスラ（一〇分以内）、一テスラ（一時間以内）、〇・一テスラ（一日八時間）以下だ。

この指針からみても、鈴木さんは、全身被曝でも手足の曝露でも、基準値をはるかに超える磁力線に浴びていたことになる。

「電磁波にさらされなければ、腫瘍だけを考えても一度に四カ所もの重複腫瘍が自然発生することはありえない。私にできた腫瘍は良性ですが、電磁波被曝と関連があるのは間違いない」と鈴木さんは訴える。

重要な指摘もしている。作業の際にこの静磁界の中を動き回ったが、この影響について「赤血球の中に強磁性体の鉄があり、体が動くたびに磁力線が方向を変える。このため、変動磁場と同じように、生体にさまざまな有害作用を引き起こす」と。そして、「（外国の）安全基準を超えた強力な磁力線の充満する場所で作業をさせたことは、人体実験をしたことにひとしい」と担当教授の安全軽視のやり方を批判する。

だが、この訴えも実らなかった。労働保険審査会は〇五年七月、再審査請求を棄却するという決定を下した。鈴木さんはいま、孤立無援の中にいる。毎月一回、病院に通いながら、救済される日がいつか訪れるのを待っている。

職場の電磁波、一〇〇ミリガウスを超す電磁波に包まれたオフィス

慢性疲労症候群

オフィスで体調を壊す人が増えている。体が鉛のように重く感じる難病「慢性疲労症候群」（ＣＦＳ）もその一つだ。激しい疲労感と倦怠感が続くため、出勤できなくなり、職を失う人も少なくない。一九八八年に米国で発見され、国内でも数百万人の潜在患者がいるとされるが、いまだに原因は不明だ。

それでも、国内外の研究の結果、多くの患者の特徴として、大脳の血流が低下していることが分かった。血液が脳に十分行かなければ、思考力が低下してだるく感じるのも説明がつく。問題は、なぜ血流が低下するかだ。その原因としてオフィスのＯＡ機器などから出る電磁波が浮上している。

この関連を実証する初めてのデータを報告したのは、神戸市で慢性疲労症候群の専門クリニックを開いていた小川良一医師だ。一九八九年、内科医長をつとめていた当時の鐘紡記念病院

で、国内初の慢性疲労症候群の専門外来を開いた。以来、専門医として診療と研究にあたってきた。

多くの患者を診る中で、銀行など、オフィスでパソコンなどのOA機器を長時間操作する人が多いことに気づいた。治療のためにこれらの機器の使用を禁止すると症状が改善することが多かった。機器を再び使用すると症状が再燃した。

小川医師は、慢性疲労症候群の原因の一つはOA機器などから出る電磁波の影響ではないかと考えた。携帯電話やパソコンを使った「比較対照試験」（疫学調査の一つ）を行ったところ、驚くべき結果が出た。

脳の血流変化の手がかりとして調べたのが、まぶたの上にある眼動脈の一秒あたりの血流速度だ。「超音波ドップラー法」と呼ばれ、脳血管障害の有無を調べる臨床検査法だ。眉間わきのまぶたの上に太めのボールペン様の器具を押し当てて超音波を出し、その反響によって血液の流れの様子をつかむやり方だ。

試験を受けたのは、小川医師のもとで慢性疲労症候群の治療を受けて完治した四〇人（治療完了者、男女各二〇人）と、患者の家族ら健康な人たち五〇人（健常者、男女各二五人）だ。電磁波の発生源には、携帯電話とデスクトップ型パソコンを使った。

まず、通話状態の携帯電話をすべての人に三〇秒間ずつ左耳にあててもらった。通話前は、すべての人の眼動脈速度が毎秒一〇～一六センチだったのに、通話直後は、治療完了者も健常者も、全員が毎秒一～三センチと激減した。速度が毎秒五センチ以下だと脳血流低下の状態といわれ、電磁波が低下させたことは確かだった。

また、デスクトップ型パソコンの影響も調べた。画面から一メートル以内に顔を置いて目を閉じた状態で一五分間、画面に向き合ってもらった。直後に眼動脈速度を調べると、治療完了者の全員がやはり、毎秒一～五センチと減少した。健常者の場合は個人差があり、五〇人のうち三九人が両眼とも毎秒一～五センチと減少した。七人が両眼とも毎秒五～九センチとなり、三人が左右いずれかの目で五～九センチとなった。残りの一人だけが、パソコン使用によって眼動脈速度の変化が起きなかった。

実験の三〇分後に再び検査を行い、自然回復するかどうかを調べた。すると、健常者では全員が元の状態に戻って、血流低下は一時的なものと確認された。ところが、治療完了者では、自然回復した人は全体の六割の二四人にとどまった。六人が左右いずれかの目の速度が毎秒五～九センチで、一〇人が左右いずれかの目で毎秒一～四センチと低下したままだった。

小川医師は「眼動脈は、心臓から脳に血液を送る内頸動脈から分岐している。その速度が低下したことは、携帯電話やパソコンの電磁波を浴びることによって脳の血流低下を招いていることを示す」と説明する。また、治療完了者の中に自然回復が遅い例がかなりあったことから、「治療の終了後も、日常生活の中では電磁波の被曝に注意する必要がある」と指摘する。ちなみに、小川医師のところを訪れた慢性疲労症候群の未治療者三五七人の眼動脈速度を調べたら、全員が毎秒五センチ未満だったという。

ＯＡ化がますます進む中で、職場は電磁波に包まれている。発生源はＯＡ機器ばかりでない。部屋の床や壁の内部を縦横にめぐる電気ケーブルなどからも強い電磁波が出ている。その実態の一端が、電力業界の膝元の研究機関である「電力中央研究所」から七年前に報告された。調査報告書「外部磁界によるＣＲＴディスプレイ映像動揺の補償装置の開発」（二〇〇〇年一一月刊）は、国内にはオフィス内を測定対象とした報告例がほとんどない中で、貴重な実態を報告している。

調査が行われたのは、約二〇〇人が勤務する地上五階、地下一階のオフィスビルだ。きっかけは、同ビル内で、テレビやパソコンモニターなどのＣＲＴ（ブラウン管）の画面で映像が揺れる現象が起きたからだ。

映像が揺れるのは、交流電流の磁界が原因である場合が多い。一般に一マイクロテスラ程度から見分けられるという。ビルの地下には変電設備があり、そこから、三相交流のケーブルが金属製ダクト内を通って上の階に向かっていた。

映像揺れを起こす電磁波がどこから出ているのか。研究者たちは、調査のため、数カ所で電磁波の測定を行った。測定場所は、地下一階の変圧器に隣接する部屋のほか、変圧器の真上にある一階の部屋、変圧器から出た電力幹線（電力ケーブル）が通るダクトのそばの部屋が選ばれた。さらに、こうした部屋と比較するために別のビルの会議室も調べた。

電力幹線のそばの部屋
電力中央研究所の報告書（2000年）から

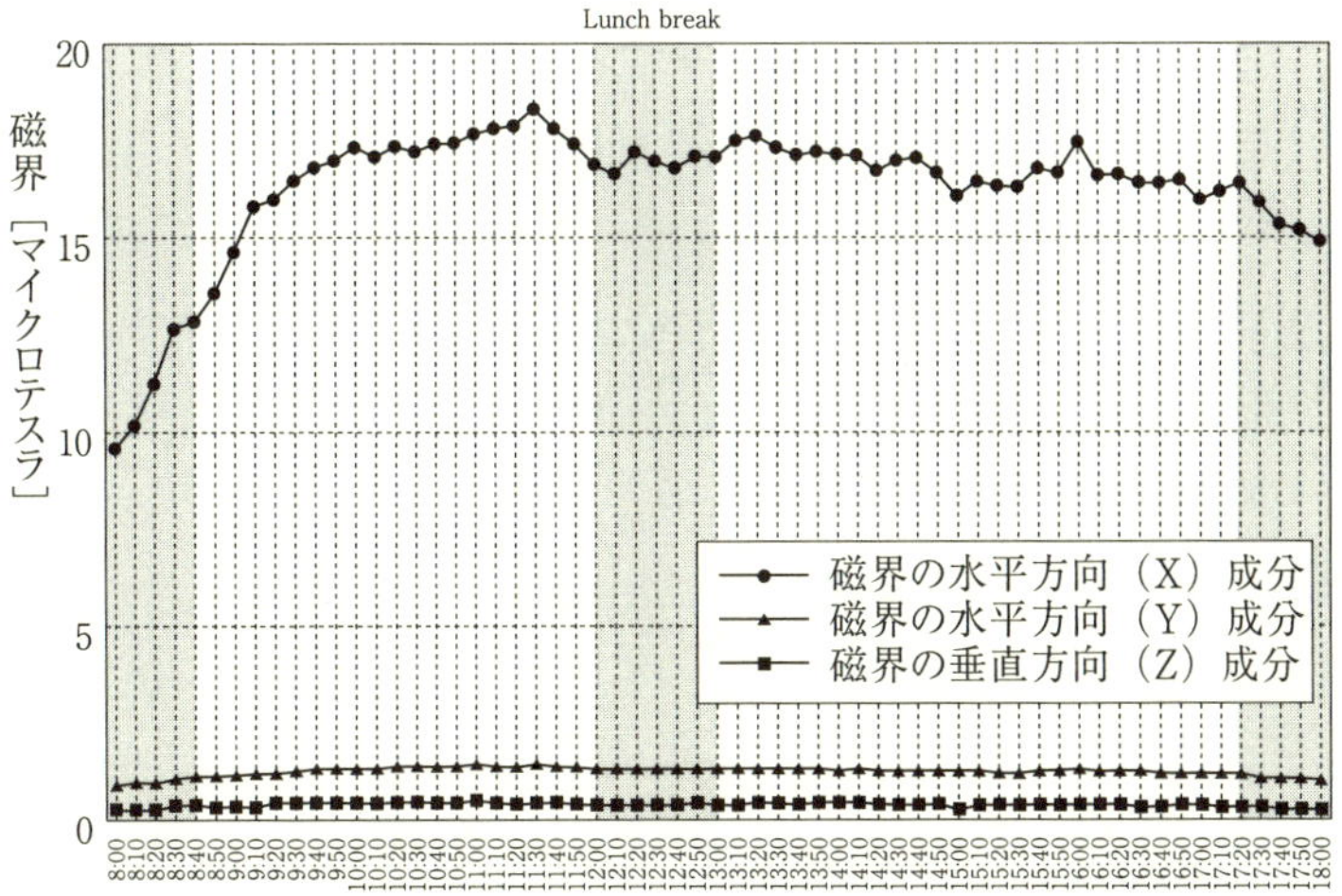

その結果、意外な結果が分かった。最大値が出たのは、電気室の真上の部屋でも隣接の部屋でもなく、電力幹線のケーブルがそばを通る部屋だった。最小値は、比較用の別のビルの会議室だった。

報告書によると、電力幹線のそばの部屋では、磁界の強さは始業とともに上昇し、就業時間を通じて一五マイクロステラ（一五〇ミリガウス）を超えていた。この部屋の南端には金属管で覆われた電力幹線と小型変圧器、配電盤があった。室内にはパソコンなどのOA機器や照明があり、そうした機器で使う電流が強い磁界の原因となったらしい。

報告書は「測定場所の磁界は時間ごとに変化し、一日の最大値と最小値が三倍以上の差を示す場所もあった。大型空調設備のような大負荷の変動によって、磁界が急激に変化することもあった。今回の測定では、磁界の最大値が二〇マイクロテスラ（二〇〇ミリガウス）近くまで達する場所も確認した」とまとめている。

こんな強さの磁界（超低周波電磁波）を浴び続けた場合に、人体にどんな影響が出るのか。WHOの新環境保健基準はまだ、科学的根拠が十分でないとして、慢性曝露の規制値を設けていないが、その一方で、「〇・三〜〇・四マイクロテスラで小児白血病のリスクが二倍になる」という疫学調査の結果を支持している。

オフィスの悲劇

こうした強い電磁波があふれるオフィスで働いていると、どんな事態が起きるのだろうか。アメリカで起きたあるオフィスの悲劇が、その恐ろしさを証明している。

報告したのは、アメリカで電磁波問題の研究家として知られるサムエル・ミルハム博士だ。一九九六年に『アメリカンジャーナル・オブ・インダストリアルメディシン』に掲載された論文に、その様子が詳しく紹介されている。

職員にガンが多発したのは、一四階建てのオフィスビルだった。一九七九年に建てられたビルの地下一階には、一万二〇〇〇ボルトの変圧器が三基あった。その上の一階のオフィスには常時、約八五人（男性七〇人、女性一五人）が勤務していた。

異常が分かったきっかけは、九〇年の新型コンピューターの導入だった。コンピューターの画面が揺れ動き、職員たちは騒ぎ始めた。電磁波の健康影響が米国内でも問題になっていたころで、調べると、八四年のコンピューター導入の際も同じことが起きていた。

職場内の電磁波を測定すると、床で一九〇ミリガウス（一九マイクロテスラ）あった。床から四フィート（約一・二メートルで）の高さでも九〇ミリガウスあった。

会社側は九二年、一階オフィスの電磁波を減らす応急対策として、地下一階の変電室の天井を通っていた大配電線を床に下ろした。この結果、オフィスの床は最大で三二ミリガウスに、椅子の高さでは一二ミリガウスにまで減った。

過去に勤務した人までさかのぼって健康影響が調査された。一九八〇年から九四年までに勤めた人たちの健康調査の結果、脳腫瘍やリンパ腫、悪性黒色腫、盲腸ガン、睾丸ガン、乳ガン、結腸ガンなどが多発しており、しかも、オフィスの勤務年数が長いほど、発症率が高いことが判明した。

ミルハム博士が疫学調査の手法で統計分析したところ、勤務が二年未満の職員（二五四人のうち一人が発ガン）の発ガン率を一・〇とすると、勤務歴が二年から五年の人（八五人のうち三人が発ガン）は九・三倍の発ガン率で、五年から一五年勤務した人（七一人のうち四人が発ガン）は一五・一倍にもなった。この結果について、ミルハム博士は「雇用期間が長いほどガンが増加しており、電磁波曝露の累積を考えることが、ガン発生の原因を説明するのに重要な意味をもつ」と結論している。

さらに、「電磁波を浴びない職場」とされてきたオフィスの実態について、もっと注意する必要があると警告している。論文の結語の中で、「多くのビルには変電設備があり、今回のように電磁波を浴びている例はかなり一般的だ。これまでの疫学調査では、オフィスで働く職種は、被曝しない職種として分類され、電気労働者のような電磁波曝露の職種と比較して、そのリスク分析に使われてきた。この誤った分類の結果、電磁波のリスクが過小評価されている」と指摘している。喫煙にたとえて言えば、禁煙者を「タバコを吸わない集団」として分類し、喫煙者の発ガンリスクを調べても、実際には、禁煙者も「副流煙」による受動喫煙の影響を受けており、発ガンのリスクが過小評価されるのと似ている。

過酷な労働現場の電磁波問題、棚上げされた実態報告書

明らかになった労働現場の過酷な実態

高圧送電線や電気製品から出る電磁波よりもはるかに強い電磁波に、多くの労働現場がさらされている。その過酷な実態を調査した国内初の報告書が六年がかりでまとめられながら、対策づくりに生かされていない。国内初の小児白血病の疫学調査の結果が無視されたのと同様に、電磁波に対する国や産業界の「くさいものにふた」の姿勢は改まっていない。棚上げされたままの報告書の中身を紹介する。

報告書のタイトルは「電磁場ばく露に関する調査研究報告書」（平成九年度～平成一四年度の総括報告書）だ。二〇〇四年九月にまとめられたが、いまだに対策づくりに生かされていない。

この調査を始めた際、厚生労働省は調査の目的として、「様々な職場における電磁場の実態調査を実施することにより、わが国の職場における電磁場の強さを広く把握するとともに、国際機関等が示している防護指針等との比較検討を行い、電磁場による非確率的影響から労働者

を保護するための指針の策定等について検討を行う」と明言していた。

ここでいう「非確率的影響」とは、電磁波の急性曝露で起こる神経などの刺激作用や発熱作用を指す。ガンなどを起こすと言われる長期間の慢性曝露の影響と違って、すでに科学的に確立した影響で、国際的な指針が一九九八年に国際非電離放射線防護委員会（ＩＣＮＩＲＰ）によって定められた。国際的な動きに遅れまいと一九九七年から始まった今回の調査は、この指針を日本でも採用するためのものだった。

ところが、調査で実態が明らかになってくると、厚生労働省の姿勢は腰砕けとなった。報告書は二〇〇二年度にまとめられる予定で、研究者たちは調査結果の執筆を終えていた。にもかかわらず、報告書作りはずるずると引き延ばされ、一年半遅れでまとまった報告書からは、当初の目的の「電磁場曝露にかかる防護指針の検討」の項目は削られていた。

それでも、報告書を読むと、労働現場の過酷な実態を示すデータは掲載されている。真実を明らかにしたいという研究者たちの思いは失われていなかったのである。

測定対象となった職場は、電磁波の発生が比較的強い電力、鉄道、加熱電気炉、医療、溶接、家電製造、自動車製造の業種だった。労働者が勤務中に受ける電磁波の強さを調べるため、小型の測定器（ＥＭＤＥＸⅡ、四〇～八〇〇ヘルツの測定が可能）を腰の位置に携帯してもらい、三秒ごとにデータを自動的に記録した。同時に、職場の電磁波環境をつかむため、様々な場所でも測定が行われた。

得られた結果は業種によって大きく異なった。報告書に掲載された表やグラフには、各業種の労働者があびた電磁波の測定値の平均や最大が示されている。

たとえば電力関係では、発電機の監視担当者は最高時で四二三マイクロテスラ（四二三〇ミリガウス）を浴びていた。送電部門や変電部門では最高で一九九マイクロテスラ、配電部門は最高で七・九五マイクロテスラだった。電気溶接関係では、橋や船舶の建造現場で一〇〇マイ

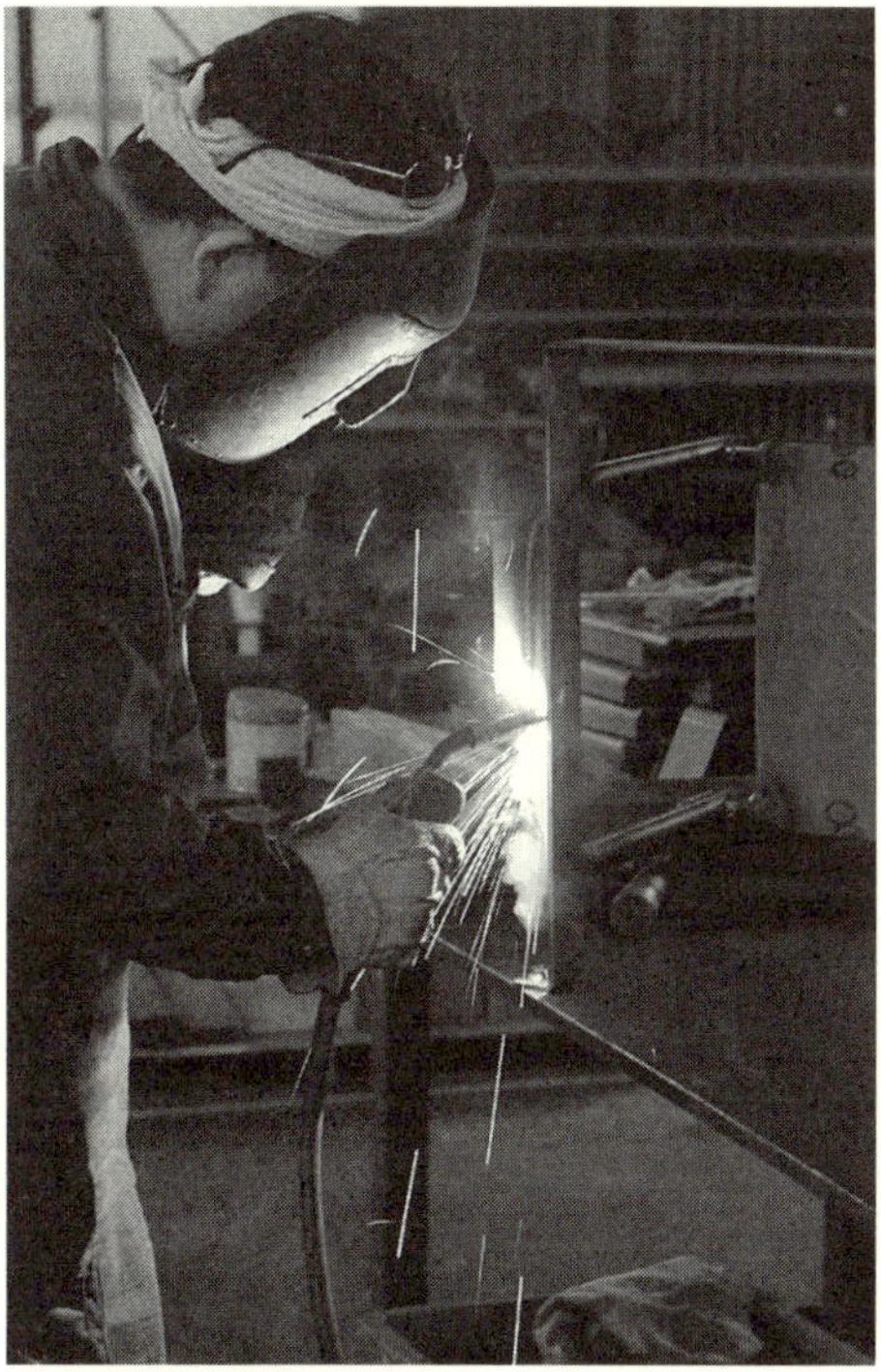

電気溶接の現場。生殖器への影響を避けるため、腰に鉛入りの防護帯を巻くところもあるという＝群馬県高崎市内で

クロテスラを超える例が多く見つかった。最も高い人は一四一〇マイクロテスラもあった。

こうした測定結果をもとに、報告書は、各業種の電磁波環境についての評価とともに、曝露の低減対策についてまとめている。

まず、「電力設備における測定結果」の評価としては、「発電部門では、ICNIRPの参考レベルに近い個人曝露レベルが二例、観察された」「送電や変電、配電の三つの職種においては、ICNIRPの参考レベルを超えるようなレベルは個人曝露測定では見られなかった」とまとめている。そして、電磁波低減対策として、「発電部門の監視などでは、参考レベルを超える高磁場に曝される機会があると思われるので、注意が必要だろう」とした上で、「電力設備における作業者は電気の専門家であり、安全面からも十分な教育を受けており、また、電力設備においては電磁場の発生源が特定しやすいこともあり、高電場や高磁場への曝露回避は容易であると思われる」とまとめている。

「鉄道における測定結果」の評価では、「車両運転士や車掌、ホーム駅務員において、ICNIRP参考レベルを超えるような曝露レベルは観察されなかった」とした上で、「曝露レベルは低いものの、車両のモデル（製造年月）による磁束密度が大きく異なることが判明し、車両の場所によっても磁束密度が大きく異なることが示唆された。新しい車両では磁束密度レベルは低くなる傾向が見られた」とまとめている。

「加熱溶解設備（電気炉）における測定結果」の評価では、「加熱溶解設備の作業者四一名のうち、一四名でICNIRPの参考レベルを超える曝露が記録された。特に、比較的周波数の高い（二五〇、三〇〇、五〇〇、八三〇ヘルツ）加熱溶解設備でこの傾向が著しかった」「加熱設備（鍛造）では、基本周波数が測定器（EMEDEXⅡ、四〇〜八〇〇ヘルツ）の範囲を超えているため、正確な値を得ることができなかったが、やはり三名のうち二名の作業者で参考レベルを超える曝露が示唆された」とし、他の職種に比べて誘導加熱設備や電気炉の曝露レベルは高いとまとめている。

低減対策としては、「一般に加熱溶解設備では、炉や電気ケーブルに近づくほど曝露レベルは高くなるので、必要以上に近づかないようにすることが望まれる。また、加熱溶解炉での作業台は一段高くなっていて、その下を電源ケーブルが炉まで走っている例が多い。ケーブルの上は高磁場である可能性が強く、床の近くすなわち足の方で磁場レベルが高い」とし、「作業者にこのような加熱溶解炉の構造を理解させ、不要な曝露を避ける工夫も必要であろう」としている。しかし、「これに従事する作業者および管理者の電磁場に対する関心は低いように思われる」とし、意識の改善を求めている。

「溶接における測定結果」については、「サブマージアーク（微細な粒で溶接面をおおう溶接法）溶接作業者一名で一二四〇マイクロテスラ、ガスシールドアーク（ガスで溶接面を保護する溶接法）溶接作業者でも一名で一四一〇マイクロテスラというICNIRPの参考レベルを超えるような曝露レベルが検出された。他の溶接作業者ではこの参考レベルを超える曝露レベルのものはなかったが、他の職種に比べて比較的高レベルの曝露を受けている」としている。また、「溶接時には電源ケーブルと電流リターン回路（接地回路）に流れる電流によって磁場が発生するため、その発生は極めて局所的である」とし、さらに、その特徴として、使用電源によって交流または直流が重なった交流となることや、曝露が間欠的であること、三つ目は極めて不平等性が強い（磁場の分布がゆがんでいる）ことを挙げて、「溶接作業者の曝露磁場の定量化が最も難しく、その曝露低減対策も容易でない」としている。

その上で、「サブマージアーク溶接は半自動化されており、溶接中は少し離れて観察するとか、被覆アーク溶接あるいはガスアーク溶接では電源ケーブルを束ねて肩にかけて溶接を行うことは避けるなどの工夫が可能と思われる」としている。しかし、「溶接作業では他の危険有害性の方が重大であるためと思われるが、電磁場に対する関心は非常に低い」と指摘し、意識の改善を求めている。

「病院設備の測定結果」についての評価では、「病院では手術室、集中治療室、リハビリテーション室、MRI操作室、ハイパーサーミア（温熱療法、がんを高周波の電磁波の熱で死滅させる）治療室について、磁場の個人ばくろ測定および定点測定を行ったが、ICNIRPの参考レベルを超えるような曝露レベルは観察されなかった」としながら、「スポット測定においては、電気メス、ハイパーサーミア、マイクロ波治療器等で、参考レベルを超える曝露の可能性が示唆された。これらの機器から不必要な曝露を避けるための教育（行動範囲の設定など）が必要だろう」としている。また、「病院では参考レベルを超える電磁場を発生する設備や機器があるにもかかわらず、電磁場に対する関心が低いように思われた」と指摘している。

「家電製造ラインにおける測定結果」の評価では、「家電製造ラインではＩＣＮＩＲＰの参考レベルを超えるような磁場レベルは観察されなかった。ＩＨ（電磁誘導加熱調理器）のスポット測定では、ＩＨの直上付近ではＩＣＮＩＲＰのガイドラインの参考値（職業性の曝露）に近い値が観察されたが、ＩＨの大きさに適合した鍋をかけて通常の使い方をする場合には参考レベルを大きく超えるような値の曝露を受ける可能性は少ないように思われた」としている。

「自動車製造ラインにおける測定結果」の評価では、「自動車製造ラインでは、溶接と焼き入れでＩＣＮＩＲＰの参考レベルを超えるような磁場レベルが観察された」とし、その他の作業、旋盤、塗装、めっきでは指針を超えるような値は観察されなかったとしている。しかし、めっき工程は直流が使われて静磁場が発生するのに、今回の調査で用いた測定器は交流用のＥＭＤＥＸⅡであり、測定値は整流変動分と考えられるとしている。

報告書を棚上げに

報告書は、今後の課題として「ＩＣＮＩＲＰの参考レベルを超える磁場曝露が溶接作業者、加熱溶解設備（電気炉）作業者に観察された。また、医療従事者が局所的に参考レベルを超える電磁場に曝露する可能性も示唆された。しかし、これらの設備や機器から発生する電磁場の曝露レベルを参考値以下にすることは、発生している電磁場の特性等を考慮することにより、回避行動などで可能であることも判明した」「医療用機器など電磁場のエネルギーを直接的に利用する機器では、人が近づく可能性のある場所でも、ＩＣＮＩＲＰの参考レベルを超える電場や磁場が観測されることがある。今後これらの機器から発生する電磁場に関する情報の伝達が必要と思われる」と指摘している。

しかし、こうした労働現場への情報提供さえも、〇四年九月に報告書がまとめられて三年たつのに行われていない。現場の労働者は報告書の存在すら知らないのが実態だ。

この報告書が目指した国際非電離放射線防護委員会（ＩＣＮＩＲＰ）の指針はむろん、国内では採用されていない。この指針では、健康影響を避ける「参考レベル」として、一般公衆は一〇〇マイクロテスラ（一〇〇〇ミリガウス）、防護措置を取った職業者の場合は五〇〇マイクロテスラ（五〇〇〇ミリガウス）と定めている。ここで、防護措置を取った職業者とは、電磁場が出ていることを知らされて防護対策を取った人たちを指す。国内では、こうした情報提供もなく防護対策も取られていないため、各労働現場には一〇〇マイクロテスラが適用されると専門家はいう。

〇七年六月に発表された世界保健機関（ＷＨＯ）の新環境保健基準は、〇・四マイクロテスラの慢性曝露で小児白血病のリスクが高まることを認めながら、まだ科学的に確立していないとして、具体的な数値を安全基準に採用できないとしている。その代わりに、最低限の基準と

各種産業の装置から発生する磁界

産業	発生源	ELF（超低周波磁界）の強度（単位はマイクロテスラ）	コメント	その他の周波数
製造	電気抵抗ヒーター	600 ～ 1400	オペレーターの胸の位置で測定した曝露量	VLF（極低周波）
	誘導ヒーター	1 ～ 46		
	手で操作するグラインダー	300		
	グラインダー	11		
	旋盤、ドリル、プレスなど	0.1 ～ 0.4		
電気メッキ	整流	200 ～ 460	整流された直流（超低周の波を伴う）によるメッキ金属部品	静磁場
	戸外の電力線や変電施設	10 ～ 170		
アルミ精錬	アルミポット室	0.34 ～ 3	高度に整流された直流（超低周波の波を伴う）でアルミを精錬	静磁場
	整流室	30 ～ 330		静磁場
鉄鋳物	レードル（すくい取り器）精錬、電極が活性	17 ～ 130	最大の超低周波磁場は、制御室のオペレーターの椅子の位置にある	ULF（超超低周波）はレードルの磁気攪拌機から
	電極が不活性	0.06 ～ 0.37		
	電気メッキ装置	0.2 ～ 110		VLF
テレビ放送	ビデオカメラ（スタジオやミノカム）	0.72 ～ 2.4	30cmで測定	VLF
	ビデオテープの磁気消去装置	16 ～ 330		
	照明コントロールセンター	0.1 ～ 30		
	スタジオやニュースルーム	0.2 ～ 0.5	通り抜け調査	
通信	継電器・スイッチング棚	0.15 ～ 3.2	継電器から5 ～ 7センチで測定	静磁場とULF－ELFのトランジェント（過渡的な成分）
	スイッチングルーム（継電器や電子スイッチ）	0.01 ～ 130	通り抜け調査	静磁場とULF－ELFのトランジェント
	地下電話室	0.3 ～ 0.5	通り抜け調査	静磁場とULF－ELFのトランジェント
病院	集中治療室	0.01 ～ 22	看護婦の胸の位置で測定	VLF
	麻酔後看護室	0.01 ～ 2.4		VLF
	MRI（磁気共鳴診断装置）	0.05 ～ 28	技師の作業位置で測定	静磁場、VLFとRF（高周波）
政府のオフィス	デスクワーク位置	0.01 ～ 0.7	レーザープリンターから最高値	
	電力センターそばのデスク	1.8 ～ 5		
	床内の電力ケーブル	1.5 ～ 17		
	コンピューターセンター	0.04 ～ 0.66		
	デスクトップの冷却ファン	100	機器から15センチの位置で測定	
	他の事務用機器	1 ～ 20		
	ビルの電力供給設備	2.5 ～ 180		

（WHOの新環境保健基準から引用、出典はNIOSH（米国職業安全健康研究所）の1996年調査）（測定値は、作業者が携帯した測定器による）

して、急性影響を防止するためのＩＣＮＩＲＰの基準値（一〇〇〇マイクロテスラ以下）は必ず守るように求めている。

　この新環境保健基準では、各職場で浴びる電磁波の実態を、一覧表などを使って詳しく紹介している。日本の厚生労働省の実態報告書は七つの業種しか調査していないが、欧米では九〇年代初めから様々な職場で調査が行われてきた。そうした調査結果の一部をまとめた「各種産業の装置から発生する磁界」の一覧表には、日本の調査で取り上げていない職場の実態も掲載されている。このほか、新基準では、各種販売店や図書館などのほか、赤ちゃんの誘拐防止に病院でも使われる盗難防止装置のゲートから出る電磁波の測定結果を掲載している。数十マイクロテスラから最大で一〇〇マイクロテスラを超す例もある。

　ＷＨＯの新基準によると、小児白血病だけでなく、電磁波の慢性曝露と成人の脳腫瘍や心臓疾患、流産、アルツハイマーや筋萎縮性側索硬化症（ＡＬＳ）などの関連が疑われている。その関連性を明らかにする研究を各国政府に勧告しているほどだ。過去の公害の無策を繰り返さないために、国も業界も、一日も早く、ＩＣＮＩＲＰの最低限の基準くらいは実施に移す時期に来ている。実態を知られるのを恐れ、報告書を棚上げしている場合ではない。

第四章　空白の二五年、日本初の疫学調査の光と陰

国内初の小児白血病の疫学調査の波紋、最低評価の影響

最低評価で研究打ち切りに

送電線や電気器具などから出る超低周波の電磁波。その健康影響の危険が、世界保健機関（ＷＨＯ）の新環境保健基準（ＥＨＣ二三八、〇七年六月一八日に発表）によって認定され、予防対策を取るよう各国に勧告した。認定の最大の根拠となったのが、電磁波と小児白血病の関連性を示す数々の疫学調査の結果だ。

一九七九年にワルトハイマー（米国）らが送電線のそばで小児白血病が多いと最初の報告をして以来、欧米などで多くの調査が行われてきた。今回のＷＨＯの新基準で明記されたように、三〜四ミリガウスを超える電磁波を浴びると小児白血病の発症率が二倍になるという結果がようやく認められた。

予防対策の勧告にＷＨＯが踏み切る上で、最後の決め手の一つになったのが日本の疫学調査だった。しかし、この調査が世界で認められるまで、日本の政府や電力業界などから、その価

値を酷評する様々な中傷と批判が浴びせられたことを忘れてはならない。

この調査は日本で初めて行われた本格的な疫学研究だった。一九九九年から、国費七億二〇〇〇万円余を投入し、国立環境研究所と国立がんセンターが中心になって全国の二四五の病院が協力し、小児白血病の患者のデータが集められた。

研究の進め方は、国内の電磁波関係の代表的研究者たちの委員会（委員の中には、電力業界が出資する電力中央研究所の中心的研究者も入っていた）が定期的にチェックし、そうしたチェックを受けた上で、四ミリガウス以上の電磁波を浴びる子供は、一ミリガウス未満の子供に比べ、小児白血病の発症率が二・六三倍に増えるという結果が出た。中でも急性リンパ性白血病に限ると発症率は四・七三倍になったと。それまでの欧米の疫学調査とも一致し、調査の精度では欧米のどの疫学調査よりも高かった（詳しい内容は、第七章「ＷＨＯも認めた日本の疫学調査」で紹介）。

この調査結果が出たことで、欧米に比べて電磁波対策が遅れていた日本でも、ようやく取組みが始まるのではないかと期待が集まった。だが、その後の動きは逆だった。疫学調査の旗振り役として事務局をつとめてきた文部科学省（研究の開始当時は科学技術庁）も、電力業界や電機業界を管轄する経済産業省も、奇妙な沈黙を続けた。

半年後の二〇〇三年一月二八日、文部科学省は、この疫学調査の結果を徹底的におとしめる発表を行った。文部科学大臣の諮問機関「科学技術・学術審議会」の結論という客観的なポーズを取り、「科学的な根拠が不十分で、研究価値は低い」と決めつけた。評価は、一一の評価項目すべてで最低のCとされ、研究者たちが当初から予定した二年間の研究延長は認められず、打ち切られた。

最低評価の影響

なぜ、C評価になったのか。その巧妙なからくりは別項で詳しく紹介するとして、その前に、この最低評価がどんな影響を生んだかについて触れたい。

評価が発表された頃、鳥取地方裁判所・米子支部で、電磁波の健康影響を問う裁判が大詰めを迎えていた。鳥取県溝口町（現・伯耆町）の農業、西村幸人さんらが中国電力を相手取って二年越しで争ってきた裁判だ。中国電力の五〇万ボルトの高圧送電線の建設のため、西村さんの所有地（五〇〇〇平方メートル）の上空使用権が強制収容されたためだ。

文科省の発表から二日後の二〇〇三年一月三〇日、同支部で証人尋問が行われた。山梨大工学部の有泉均講師（当時）が証人に立ち、日本の疫学調査の結果などをもとに電磁波の危険性について説明した。

この証言に対し、中国電力側の弁護士は、この日出たばかりの電気新聞の記事を取り出して反論した。勝ち誇ったように、「記事を見ますと、その中にこう書いてあるんですね。この研究結果について、文科省の科学技術・学術審議会が研究成果を評価した結果、研究結果は一般

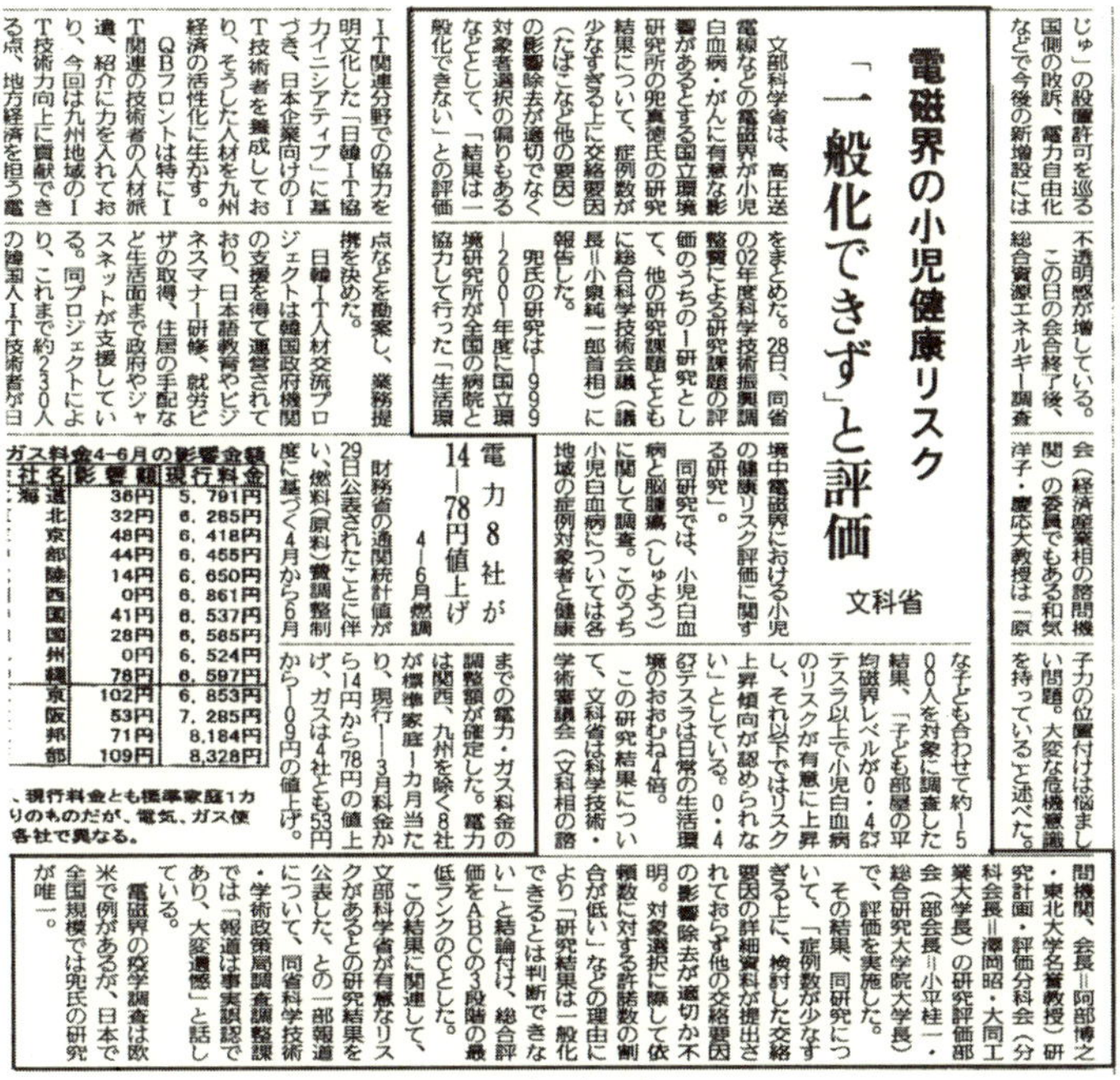

電磁界の小児健康リスク
「一般化できず」と評価
文科省

文部科学省は、高圧送電線などの電磁界が小児白血病・がんに有意な影響があるとする国立環境研究所の兜眞徳氏の研究結果について、症例数が少なすぎる上に交絡要因（たばこなど他の要因）の影響除去が適切でなく対象者選択の偏りもあるなどとして、「結果は一般化できない」との評価をまとめた。28日、同省の02年度科学技術振興調整費による研究課題の評価のうちの1研究として、他の研究課題とともに総合科学技術会議（議長＝小泉純一郎首相）に報告した。

兜氏の研究は1999～2001年度に国立環境研究所が全国の病院と協力して行った「生活環境中電磁界における小児の健康リスク評価に関する研究」。

同研究では、小児白血病と脳腫瘍（しゅよう）に関して調査。このうち小児白血病については各地域の症例対象者と健康な子ども合わせて約1500人を対象に調査した結果、「子ども部屋の平均磁界レベルが0・4マイクロテスラ以上で小児白血病のリスクが有意に上昇し、それ以下ではリスク上昇傾向が認められない」としている。0・4マイクロテスラは日常の生活環境のおおむね4倍。

この研究結果について、文科省は科学技術・学術審議会（文科相の諮問機関、会長＝阿部博之・東北大学名誉教授）研究計画・評価分科会（分科会長＝澤岡昭・大同工業大学長）の研究評価部会（部会長＝小平桂一・総合研究大学院大学長）で、評価を実施した。

その結果、同研究について、「症例数が少なすぎる上に、検討した交絡要因の詳細資料が提出されておらず他の交絡要因の影響除去が適切か不明。対象選択に際して依頼数に対する許諾数の割合が低い」などの理由により「研究結果は一般化できるとは判断できない」と結論付け、総合評価をABCの3段階の最低ランクのCとした。

この結果に関連して、文部科学省が有意なリスクがあるとの研究結果を公表した、との一部報道について、同省科学技術・学術政策局調査調整課では「報道は事実誤認であり、大変遺憾」と話している。

電磁界の疫学調査は欧米で例があるが、日本では全国規模では兜氏の研究が唯一。

2003年1月30日の電気新聞の記事（1面）

化できるとは判断できないと結論づけて、研究成果についてはA、B、Cという三段階の中で、最低のCランクとしたと、こういう記事がありますが、その点をご存じでしょうか。まだ昨日、今日のことだからお分かりにならんでしょうね」と言った。

偶然なのか、発表されたばかりの文科省の最低評価は、「待ってました」と裁判に利用されたのだった。

この証人調べから二〇日後の〇三年三月二〇日、同支部で判決が出た。「高圧線が景観を損ね、電磁波が健康に害をもたらす」と送電線の撤去を求めていた西村さんに対し、裁判長は、訴えを全面的に退ける判決を言い渡した。判決理由の中で、電磁波の健康影響について「電磁波強度と人との因果関係を明確にするのは困難だ」とし、電力会社側の言い分を全面的に認めた。

中国電力は、この裁判の中で、WHOが一九八七年に出した旧環境保健基準六九を引用し、「五ガウス（五万ミリガウス）までは影響がない。送電線はせいぜい一〇〇ミリガウス程度だから、問題ない」と説明してきた。同電力が引用したWHOの旧基準の原文を読むと、五ガウスは、せいぜい数時間程度の曝露による「急性影響」を避けるための基準だと明記し、慢性的に数ミリガウス程度の電磁波を浴びた場合にはガンなどの悪影響が出るとの疫学研究を紹介している。その上で、（慢性影響の防止のために）どのくらいの基準がよいのか定めるには、研究が不十分としていたのだ。

だが、裁判で中国電力がこうした中身に触れるわけもなかった。裁判所は、慢性影響の基準がないことを知らないまま、判決を出したのだった。西村さんは言う。「裁判が始まった頃は、裁判官は、電磁波のでの字も知らない状態でした」。そんな状態だから、電磁波の健康影響をいくら訴えても、国内の疫学調査で健康影響を示す結果（小児白血病のリスク）が出ていても、国（文科省）の最低評価には逆らえなかったということなのだろう。

判決から四年経ったいま、西村さんは「巨大組織の電力に挑んだ闘いでした。今まで見えなかった国家権力と癒着した大企業のすさまじい威力がよく見えた。敗れはしたが、小生には有意義な戦争でした」と言う。そして、WHOの新保健環境基準が電磁波の危険性を認めたことについて、「時代は遅々としながらも、小生らが憂慮したことが現実味を現してきた。ささやかながら正しいことをしたと思っています」と答えた。

文科省の最低評価が電磁波対策の遅れに与えた影響は甚大だった。学校のそばの高圧送電線など、電磁波の健康影響に不安を抱く住民たちの運動も一気に押さえ込まれた。送電線の下には、その後もマンションや家が建てられ続けた。電力業界や自治体は、住民たちの不安に対し、「疫学調査の結果には科学的根拠がない」と繰り返し、その後ろだてに利用したのが、この文科省の最低評価だった。

中国電力に限らず、多くの電力会社や業界団体の電気事業連合会は、それぞれのホームページで文科省の最低評価を掲載し、電磁波は安全と宣伝した。電磁波の住民運動が盛んな地元を抱える九州電力も、ホームページの「電磁界Q&A」のコーナーで掲載した。

国内の小児白血病の疫学調査について、「科学的価値は低く、科学的・技術的波及効果も期待できない」と文科省が評価を行ったと紹介している。同時に、「Cは最も低い評価」と説明し、一一項目にわたってC評価が出たことを一覧表で掲載している。今回のWHOの新基準の結果が出た後も無視し、最低評価の掲載を続けた。

日本の疫学調査の抹殺はなぜ起きたのか、その第一幕

研究つぶし

電磁波で小児白血病のリスクが高まることを示した日本の疫学調査がなぜ、文部科学省から最低評価という仕打ちを受けたのか。「研究つぶし」の内幕を知る一人として、その実態を初めて明らかにする。

圧殺の動きの第一幕は、五年前の二〇〇二年年一一月一八日に起きた。午後一時から東京富山会館（東京都文京区）で、疫学調査の審査をする健康・医療研究評価WG（ワーキンググループ）の会合が開かれた。文部科学大臣の諮問機関「科学技術・学術審議会」の研究評価部会の下で、実質的な審査を担当する機関だ。

一般にも公表された「議事概要」を読むだけでも、研究つぶしがどのように行われたかの一端は分かる。

この日は、「生活社会基盤研究」の四つの研究が審査対象だった。日本の疫学調査は、「生活

環境中電磁界による小児の健康リスク評価に関する研究」というタイトルで、二番目に審査の議題にのぼった。

代表研究者の兜《かぶと》真徳《みちのり》首席研究官（国立環境研究所）が説明に立った。説明を聞くワーキンググループのメンバーは計一四人だが、この日の会議には四人が欠席していた。議事録によると、出席委員は、上野川修一委員（主査代理）、渡辺正己委員（主査代理）、犬伏由利子委員、小田光茂委員（午後二時から参加）、小野寺節委員、佐藤知正委員、多気昌生委員、林勝彦委員、真柄泰基委員、吉岡亨委員の計一〇人。欠席者は、ワーキンググループの代表である田中平三主査のほか、小濱啓次委員、田嶋尚子委員、丸山一郎委員だった。田中主査の欠席がどんな重要な意味を持つのか、後で明らかになる。

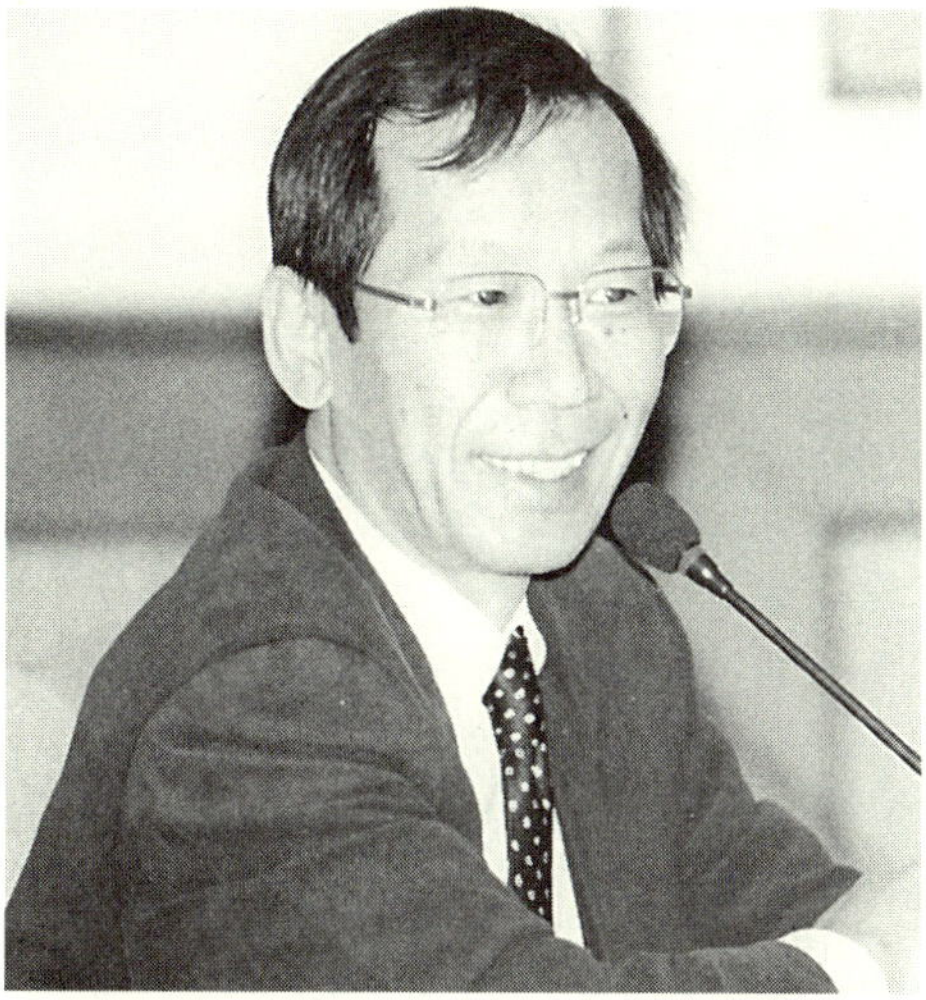

電磁波関係の国際学会で発言する兜真徳氏。日本の疫学調査の責任者で、WHOの国際電磁界プロジェクトの諮問委員だった。

審査時間は説明と評価を合わせて約一時間しかない。兜研究官との質疑応答の後、評価に入った。出席委員によると、素人同然のやりとりが続いたという。

ある委員は「この疫学調査は環境庁ができた頃から行っている。内容を見ると、初期の調査と変わっていない」と言った。別の委員は「これまでニューヨークやオーストラリアでかなり大規模な疫学調査を行っているが、調査結果に差が見られないという結果（電磁波曝露の有無で健康影響に差がなかったという意味か）が出ている。この研究データに疑問を感じる」と批判した。また、「主査代理」という人物は「一〇年ほど前から文部科学省で、この電磁界の研究を行っていた。研究にオリジナリティーがないのではないか」と切り捨てた。このあと、別の委員が「これだけのデータで結論を出すのは早すぎる。論文が出ないのもデータが少なすぎるからではないか」とまとめている。最低のC評価を決定づけたこの「委員」が実は、どんな人物だったのか、第二幕で明らかになる。

これらの意見は議事概要から抜粋したものだが、いずれも事実無根の言いがかりだった。なぜなら、環境庁がこれまで疫学調査を行ったことはなかったし、ニューヨークやオーストラリアでこうした疫学調査が行われた事実もなく、一〇年前に文科省が行ったという電磁界の研究も存在しない。どこかで聞きかじったのを勘違いしたのだろうが、どの指摘も全く根拠のないものだった。

冷静に考えれば分かりそうなものだが、国内で初の小児白血病の疫学調査だからこそ七億円という国費が投じられたのに、この基本的な事実すら理解していなかったのである。また、オ

健康医療研究評価ワーキンググループのメンバー
（肩書きと専門は当時のもの）

主査　田中平三（国立健康栄養研究所理事長）
委員　犬伏由利子（消費科学連合会副会長）
小田　光茂（宇宙開発事業団・システム誘導グループ主任開発部員）
小野寺　節（東京大大学院教授、応用免疫学）
上野川　修一（東京大大学院教授、食品生化学）
小濱　啓次（川崎医科大教授、救急医学）
佐藤　知正（東京大大学院教授、人間機械情報学）
多気　昌生（東京都立大大学院教授、電子情報工学）
田嶋　尚子（東京慈恵会医科大教授、糖尿病・代謝・内分泌内科）
林　勝彦（NHKエンタープライズ21エグゼクティブプロジューサー）
真柄　泰基（北海道大大学院教授、環境衛生工学）
丸山　一郎（埼玉県立大教授、社会福祉学）
吉岡　亨（早稲田大教授、分子神経生物学）
渡辺　正己（長崎大大学院教授、放射線生物学）
（なお、会議の欠席は田中、小濱、田嶋、丸山の四氏）

リジナリティーがない研究なら、なぜ、学術審議会が斬新な研究を振興する科学技術研究振興調整費のテーマに選んだというのか。

専門家と称する委員たちがいかに大ざっぱな議論を繰り返して評価したかは、、公表された議事概要だけでは本当の実態はわからない。

会議の詳しいやりとりを記した特別な議事録が、議事概要とは別に文科省によって作成されていた。入手した中身を見ると、とても専門家とは思えないやりとりが繰り広げられていた。こんなくだりがある。

「変動磁場の場合は、結構（影響が）出る可能性はあるんですよ。遺伝子は動く。でも動いたから何なのという。たとえば、われわれも遺伝子が動くことぐらいはあるんですけれど、それは当然ですよね、生体電流がぴゅーっと流れたら、それに応答するに決まっているんですよ」

「そうすると何か生体が応答するのは当然なんで、ただそれが疫学的に見て白血病を作るかどうかというのは、これだけのデータではおいそれと言っちゃうと問題は大きいなという感じはしますよ」

また、送電線や電気製品などから出る超低周波電磁波と小児白血病や小児脳腫瘍との関連を調べるために行われた研究なのに、その前提すら理解しない委員もいた。「なぜ小児ガンだけを調べるのか、携帯電話やパソコンの調査をしないのか」などとまくしたて、面食らった兜研究官は説明に四苦八苦していた。

素人同然のやりとりを見かねたのか、途中で「オブザーバー」と称する人物が口をはさみ、延々と兜氏と激しくやりあうのだが、このやりとりは極めて重要な内容なので、第二幕で紹介する。委員たちの見当外れの議論を終えると、委員たちは評価に入った。

主査代理は「議論はいろいろとあるかもしれませんけれど、これはこれで評価するという点で、A、B、Cの評価を順次やっていきたいと思います。まず、目標の達成度から行きます。これはC、それから目標設定（の評価は）どうしましょうか。これはCの一とCの二で」。この後、いくつかの委員から「Cの一で」「低すぎたのですからCの二」などという調子で、「研究成果」や「科学的価値」、「科学的波及効果」など一一項目の達成度について、評価が次々と決まっていく。途中で退席する委員も出る中で、会議は終わった。

文科省担当者が勝手に書いた「評価結果報告書」

素人同然の委員たちによるワーキンググループのヒアリングの結果を得て、三カ月後の二〇〇三年一月二八日、文部科学省は「平成一四年度科学技術振興調整費による研究実施課題等の評価結果について」という発表を行った。発表したのは、担当の同省科学技術・学術政策局科学技術振興調整費室だった。

振興調整費を受けた計八四の研究のうち、評価項目のすべてでオールC（A、B、Cの三段階評価で最低）となったのは、小児白血病の疫学調査だけだった。ほとんどの研究が、二年間の研究延長が認められるAかBだった。文科省は発表の際、評価方法について「専門的視点からの詳細かつ厳正な調査・検討を行った」と説明した。だが、疫学調査の審査で見られたような、専門的視点どころか見当違いな発言を繰り返す委員たちの実態には一言も触れなかった。

疫学調査のC評価の根拠を説明する「評価結果報告書」も併せて発表された。研究結果について、「研究方法が不確かで、研究結果の科学的価値が低い」と厳しく批判している。

原文通りに引用すると、「症例数が少なすぎる上に、検討した交絡要因の詳細資料が提出されておらず、他の交絡要因の影響の除去が適切であるか不明であること、対照群の選択に際して、依頼数に対する承諾数の割合が五割程度と低いことに起因する選択バイアス（セレクションバイアスのこと）発生の可能性の検討が十分説明されてない、危険率が五パーセントでようやく有意差が成立している等の理由により、本研究の結果が一般化できるとは判断できない」「収集した情報等の整理が不十分な現状においては、本研究の科学的価値は低く、科学的・技術的波及効果も期待できない。さらに、電磁界の発生源が特定されておらず、また、高圧線との関係について検討されていないにもかかわらず、研究者らがそれについて言及していたことは誠に遺憾である」などと書かれている。ここで「セレクションバイアス」や「高圧線」を取り上げて批判したことにどんな意味があるのか、第二幕で詳しく紹介する。

送電線や電気製品から出る電磁波（超低周波電磁波）と小児白血病との関連を全面否定した文科省のこの評価結果が、その後の日本の電磁波政策の空白を生んだ。各地の送電線反対の住民運動はたちまち下火となった。

しかし、C評価が出て四カ月後、驚くべき内幕が関係者によって明かされた。ワーキンググループのある委員が「あの評価書は、ワーキンググループの委員の意見ではない。文科省の人間が勝手に書いたものだ」と打ち明けたのだ。

委員の説明によると、この種のヒアリングでは、最先端の研究が多いため、それぞれのテーマについて担当委員を決めて事前調査をする。研究チームから提出された資料などを下調べしておき、ヒアリング当日は、その担当委員が中心になって研究代表者と主な質疑応答をする。そのやりとりを聞いてから、他の委員たちが補足質問をして、最終評価をするのが一般的なやり方だ。ところが、小児白血病の疫学調査のヒアリングでは、研究を最も調べているはずの担当委員が欠席した。この担当委員はワーキンググループの代表委員である田中平三主査（当時・国立健康栄養研究所理事長）で、前日からWHOのノルウェー・オスロの会議に出席するという理由で、急きょ欠席したのだった。他の委員には欠席が知らされていなかった。

この日のヒアリングは、船頭のいない船か、パイロットのいない飛行機に乗ったようなものだった。それを裏付けるように、出席した一〇人の委員たちは、一人を除き、兜研究官らが提出した調査結果の資料を事前に読んでいなかった。学校の授業でも、予習するとしないとでは理解が全く違う。事前に調べていなかった委員たちが、ヒアリングでまともな質問もできなかったのも当然だった。なお、資料を事前に読んだただ一人の委員は電磁波関係に詳しい専門家でありながら、ヒアリングで一言も発言しないままだった。入手した資料によると、ほとんどの委員がC評価をする中で、この委員は、もうひとりの委員とともにB評価をしていた。

ある委員は、事前に資料を読まなかった理由について「資料は送ってきたような気がするが、私の専門は別なので、正直言って全く読んでいない」と釈明した。ヒアリングを欠席した田中主査の代わりに主査代理をつとめた委員も、「事前に読んでいないと思う。私は進行役をしただけで、評価書の作成にもかかわっていない」と打ち明けた。

専門知識のある委員は口をつぐみ、まともに研究を評価できる委員が一人もいなかったのに、なぜ、「科学的価値が低い」と言い切る「評価結果報告書」ができあがったのか。ヒアリングに参加した委員たちの証言から、その「からくり」に迫る。

日本の疫学調査の抹殺はなぜ起きたのか、その第二幕

文科省の評価書はどのように作られたのか

文科省の評価書はどのように作られたのか。その謎を解くため、当時のワーキンググループの議事録を入手した。普通なら簡単な要約ですまされるのに、今回の議事録だけは、一問一答が詳細に記されていた。

国会議員から「質問主意書」が提出されたためだ。国会議員には国政調査権があり、国会法第七四条の規定で、衆参議長を通じて質問を行い、政府に回答を求めることができる。

疫学調査の最低評価の発表から一カ月あまり後の〇三年三月四日、民主党の櫻井充参議院議員が「電磁波問題に関する質問主意書」を出した。文科省の最低評価について「評価の仕方や評価メンバーに問題があったのではないか」と、政府の見解を求めた。

国会からの質問には文科省もあわてたようだ。ワーキンググループのある委員に、文科省の事務局の担当者からメールが送られてきた。「国会議員からの問い合わせに明確に答えられな

主要な知見
○小児白血病のうちALLの>0.4μTのリスクは約4倍程度。
○日本での高曝露人口>0.4μTは諸外国と比較して多くなかった。
○高レベル曝露の半数は高圧送電線周辺に限定されるが、残り半数は、家屋周辺の配線状況などによると見られる。

（ヒアリングでの説明資料から）


いので、ヒアリングの録音を議事録に起こした。これでいいのか、チェックして下さい」という内容だった。

送られてきた議事録を見て委員は驚いた。事務局の役人の発言が、あたかも委員の発言のように記されていたからだ。「オブザーバーとして出席した人なのに、会議での発言は大変重要な内容を持っていた」と指摘し、この委員は「委員の発言と事務局の発言はきちんと分けて下さい」と修正を求めた。

この役人は、文科省の原徳寿・がん研究調整官だった。ヒアリングの直前に、疫学調査の担当事務局であるライフサイエンス課に異動してきた。それまでの担当官だった日下部哲也氏は、二〇〇二年一〇月一日付で厚生労働省に戻り、同じ日付で異動した原調整官が疫学調査の担当となった。

一〇月七日にワーキンググループの第一回の会合が開かれ、一一月一八日に行う「ヒアリング」の進め方を話し合う段取りだった。つまり、疫学調査をずっと見てきた担当者が最終仕上げの時期に交代したのだ。前任の日下部氏は異動前の八月、「疫学調査の方向性は聞いているが、きちんとした成果をもらえばプレスに発表します」と言う研究者肌の技官だった。

なぜ突然の交代が行われたのか。この人事異動を境に、兜研究官ら研究グループへの風当たりは一変した。兜研究官らは原調整官から呼び出され、説明に追われた。

そして、問題のヒアリングの一一月一八日を迎えた。ヒアリングでどんなやりとりがあったのか。入手した議事録は発言者の名前を伏せているが、先の委員の指摘で修正したのだろうか、原調整官の発言には、事務局を示す△マークがついていた。

議事録の最初の半分は、委員たちの見当違いの質問などで、比較的穏やかなやりとりで進んでいる。ところが、突然、原調整官が割り込んで兜氏への厳しい追及が始まった。委員たちは口を挟むこともできず、二人の議論が延々と続いた。質疑応答全八ページのうち二ページ余りが二人のやりとりで埋まっている。

原調整官の追及は、疫学調査の参加者の偏り（セレクションバイアス）に注がれた。「白血病の子供を持った親は、低周波の影響じゃないかと心配する人の参加率が高いと言えます。そういうことがあると、このデータだけでは、何も言えなくなってしまいます」などと指摘し、疫学調査の根拠が弱いのではないかと追及した。

「送電線から近いと小児白血病の発症率が高まる」という疫学調査の結果も追及された。「高レベル曝露の半数が高圧送電線の周辺であるという結論が書かれているのは、非常に大きな問題になります」「非常に（電力）業界も言っていますから。別に私は業界を守るつもりはないんですが、こう書いてしまうと、本当に家庭の例えばレンジとかガスとか、あるいは電気毛布、影響の強いものがあるかも分からない、ないのかもわからない。わからないことを結論されると非常に困るのではないでしょうか」と言い、送電線と白血病の関連を示す記載を研究の結論から削除するように求めた。

原調整官が取り上げた「セレクションバイアス」と「送電線」について、どの委員も発言しなかった。だが、文科省の評価結果報告書では、このセレクションバイアスと送電線のことが詳しく取り上げられ、最低評価の重要な根拠として示されていた。

原調整官は委員でもないし専門家でもない。なぜ、その主張が評価書で取り上げられたのか。原調整官に質問すると、あいまいな回答を繰り返し、「ワーキンググループの意見ですよ。グループとして評価書を作ったのだから、だれの意見が入ったというのはおかしい」と言った。実は、第一幕の議事概要の中で、「これだけのデータで結論を出すのは早すぎる」などと発言した「委員」が、原調整官だった。オブザーバーどころか、評価にも加わっていた。

この評価書は一体、だれが書いたのか。評価担当委員なのにヒアリングを欠席した田中主査は「委員会の人が書いたと思う。私は特にコメントもしなかった」と言い、主査代理の委員も作成に関わっていないと言った。

委員のだれも書いていないとなると、文科省の事務局が勝手に、原調整官の意見をワーキンググループの意見としてまとめたことは確かだ。

「あの研究は絶対に認めない」

なぜ、こんなやり方がまかり通ったのか。ある委員はこう打ち明けた。「最初から、あの研究はやめさせよう、つぶそうという空気に包まれていた」。委員の証言によると、疫学調査をつぶす動きは、最終評価をしたヒアリングの一年前から始まったという。

最初の「研究つぶし」の動きは、二〇〇一年一〇月の「中間評価」のヒアリングだった。疫学調査もそうだが、文科省の「科学技術振興調整費」を受ける研究は五年計画で行われ、研究開始から三年目に中間評価を受けるのが決まりだ。研究の進行具合がチェックされ、その審査を通らなければ、その後の研究は打ち切られる大事な関門だ。

ヒアリングのメンバーは、最終評価の委員とほぼ同じだった。兜研究官によると、その場で、はっきりと小児白血病と電磁波の関連性を示すデータを出したという。「有効のケース（症例）やコントロール（比較のための健康な事例）について、プロジェクターを使って説明した。ドース・レスポンス（量反応関係）があり、大体、オールボムのものと合う」と説明したという。

オールボムはスウェーデンのカロリンスカ研究所の博士だ。多くの疫学調査の結果をひとつにまとめる「プール解析」の手法で、四ミリガウス以上で小児白血病が二倍になるという結果を出し、この結果が根拠になって、国際がん研究機関（IARC）が二〇〇一年に「発ガン性の可能性あり」と発表した。電磁波の健康リスクを認めた二〇〇七年六月のWHOの新環境保健基準でも、このオールボム博士の研究結果がその基礎となった。オールボムの結果を裏付けただけでなく、兜研究官らは、新たにＡＬＬ（急性リンパ性白血病）との関連が見つかったことも説明したという。

国内初の疫学調査で電磁波と小児白血病の関連性を示す結果が出たため、兜研究官らは、その扱いに神経をとがらした。ヒアリングの場で出した資料はすべて回収し、万が一にも外部に漏れないように念を押したという。

兜研究官らは、二年間の研究延長について楽観視していた。だが、研究の説明が終わってヒアリングが始まると、委員たちの態度は違った。「論文がまだ出ておらず、怠慢だ」「こんな仕事は前にもいくつもあるので、新しい知見は得られないな」などと言われたという。

ヒアリングに参加した委員のひとりもこう証言する。「多くの委員や文科省の事務局も出席する公式な場なのに、ヒアリングの中心だった田中主査が、兜研究官たちと激しくやりあった」と言い、他の委員からも「税金の無駄遣いだ」と非難する声が出たという。

「調査方法とか、疫学調査を行う基本部分がいい加減だと非難し、リーダーを兜氏から他に変えるなら、やらせてもいいという空気だった」とこの委員は言う。「このままではまずい。結果が公表される前に、研究がつぶされてしまうと思った」この委員は、「国民の知る権利、重要な関心事だから、きちんとしたデータを出すべきだ」と主張したという。「余りに強い剣幕で言ったのと、別の委員が応援してくれたこともあって、とりあえず、一年後に改めて最終評価をすることになった」と説明する。

「研究打ち切り」という最悪の結果にはならずにすんだが、それまでのデータをまとめる費用を除き、研究予算の継続は認められなかった。当時のことを振り返って兜研究官は、「あの時すでに、症例とコントロールの数は集まっていた。予算がついてさらに二年間、調査を続けていれば、世界的に最大規模のものがやれたのに」と残念がった。

もともと、この疫学調査は、九六年から始まった「WHOの国際電磁界プロジェクト」に協力するため、国を挙げての研究として始まった。研究グループには全国の専門家たちが名を連ねた。小児白血病の症例・対照研究では、国立がんセンター研究所、自治医科大、富山医科薬科大、広島大、京都大、産業医科大、国立小児病院などが参加した。また、小児脳腫瘍の調査では国立環境研究所、東京女子医大、鹿児島大などが参加した。電磁界や交絡因子の測定・評価には国立環境研究所、電磁界測定用装置の開発には徳島大学工学部、総合解析・評価に国立環境研究所が加わった。研究の推進担当として、文部科学省研究振興局の事務局も加わっていた。

研究をチェックする「研究推進委員会」も設けられ、定期的に会合を開いて進行具合の報告を受けた。委員長には高久史麿・自治医科大学長が就任し、一五人の委員には小児白血病や疫学、電磁波関係の専門家たちが名を連ねた。

日本の疫学調査への期待は大きかった。それまでの欧米の疫学調査でも、「バイアス」（調査対象の偏り）が問題となり、より詳しい調査が求められていたからだ。調査の精度を高めるため、世界で初めて、子どもたちの家の電磁波を一週間連続で測定したほか、古い症例をのぞいて最新の症例だけを集めて分析した。アジア地域で初の疫学調査となり、人種間の差の有無の点からも研究価値が高かった。

だが、日本の疫学調査の最大の難点は、白血病や脳腫瘍の子供たちのデータの入手の難しさだった。日本には、スウェーデンやイギリスなど、欧米では当たり前の「ガン登録制度」がなかったからだ。

ガン研究に役立てるため、たとえばイギリスには、全国組織のガン登録制度「SASシステム」がある。医者がガンと診断すると、患者をすべて登録するシステムだ。このシステムを使えば、患者の面接や承諾なしに疫学調査を行うことができる。日本と同じ頃に疫学調査を始めたイギリスが、世界最大の症例数の調査ができたのも、このシステムのおかげだった（この調査は第五章で紹介する）。

兜研究官が代表をつとめた研究チームは当初、各地の病院の小児ガンの報告統計を利用することを考えた。国立小児病院などに声をかけ、協力を求めた。症例をさらに増やそうと、関係の学会などに顔を出して協力を依頼して回ったという。

そうこうするうちに、WHOの国際電磁界プロジェクトが始まったのを機会に、兜研究官が所属する国立環境研究所を中心に、環境庁や通産省（当時、現在の経済産業省）、厚生省なども参加して「関係省庁連絡会議」が発足した。兜研究官は「あの当時は厚生省も熱心で、環境ホルモンの勢いもあり、ぜひ疫学調査をやってみようとなった。しかし、億単位の金がかかり、それぞれの省庁の担当者が使える予算では足りなかった。科学技術振興調整費に億単位の枠があるので、それに入れようと意見が一致した」と打ち明ける。この判断が後で、大きな禍根を生むことになるとは当時、だれも想像しなかった。

日本の疫学調査にとって不幸だったのは、疫学調査が始まった時の役所のメンバーが入れ替わってしまったこともある。関係省庁の熱が冷めた中で、兜研究官ら研究者のグループだけが疫学調査に打ち込むという皮肉な結果となった。

当時の様子について、〇六年一〇月にリンパ腫で死亡した兜研究官が漏らしたことがある。亡くなる四カ月前に千葉県柏市内の病院に見舞った時、ベッドに座りながら、「中間評価のヒアリングの後で、人づてで聞いたが、あの研究は絶対に認めないと文科省の局長が怒っていたそうです」と打ち明けた。逆風の中でも研究グループはひるまなかった。「あの研究には多くの人が前向きに協力してくれたから。小児学会の総会や関連病院で会った人たちも、症例や対照の子供の家の訪問調査をした人たちも、研究推進委員会の委員たちもみんな、前向きだった。あの時は、日本も捨てたものでないなと思った」と言った。

しかし、兜研究官らは、研究内容がまとまるまではと、徹底した箝口令を敷いた。それでも、中間評価のヒアリングが終わった頃から、噂が関係者の間に広まった。「どうも、外国と同じ結果が出ているようだ」という見方の一方で、「研究結果がいまだに発表されないのだから、つぶされたのではないか」と両極端だった。

予算が切れた翌二〇〇二年春になっても、発表される気配はなかった。時間だけが過ぎ、兜研究官を始め、研究グループのメンバーたちの口がますます堅くなっていった。これだけ関係者の口が堅いのは、影響が大きい結果が出ているからだと思った。研究チームや推進委員会の関係者たちに取材を繰り返し、二〇〇二年八月に「小児白血病の発症率が倍増」というスクープ記事が生まれた。

この記事が出てから、当時の経済産業省の担当者は「何も対策を取らないわけにはいきませんよ。過去の公害の歴史を見ても、危険があるのを知っていながら何もしなかったら、不作為として批判されますから」と言った。だが、その後に起きた事態は、この発言とは裏腹に、これまでに紹介したような展開となった。研究者たちの汗と苦労の結晶だった研究がいとも簡単に、最低の評価を下された。その一方で、同じ科学技術振興調整費を受けた研究が高い評価を受けながら、あとでデータのねつ造が明らかになった例も少なくない。

病院に見舞った時、兜研究官は「研究を公平に評価するスケール（ものさし）が必要だ」と言い残した。「専門家」と称しながら、各省庁の事務局の隠れ蓑に使われるだけの委員会。彼らのスケールに、国民の健康や安全な暮らしを委ねる訳にはいかないことを、今回の疫学調査の教訓が示している。ヒアリングに参加した委員の一人が「評価の会議は公開すべきだ」と言うように、密室の審議をまずなくすべきだ。

国際雑誌に掲載、再び高い評価

国際的なガン専門誌が高い評価

文科省の最低評価を受けた日本の疫学調査の結果は〇六年八月、国際的な専門誌『インターナショナル・ジャーナル・オブ・キャンサー』に掲載された。兜研究官が主研究者として執筆したもので、〇七年六月に発表されたＷＨＯ（世界保健機関）の新環境保健基準でも、その内容が詳しく紹介されている。

雑誌の掲載に先だって〇六年三月、同誌の「電子版」（オンライン版）でも紹介された。世界の電磁波関係の学者や市民グループなどから、優れた研究として紹介・引用された。

米国の「電力研究所」（ＥＰＲＩ）も〇六年三月四日、この日本の疫学調査について、コメントを発表し、その内容を詳しく紹介した。米電力業界の研究機関ながら、高い評価だった。特に、文科省が「セレクションバイアスの整理ができていない」と最低評価の根拠としたのに、電磁波関係の専門家がそろうＥＰＲＩは、全く逆に、高い評価をしている。

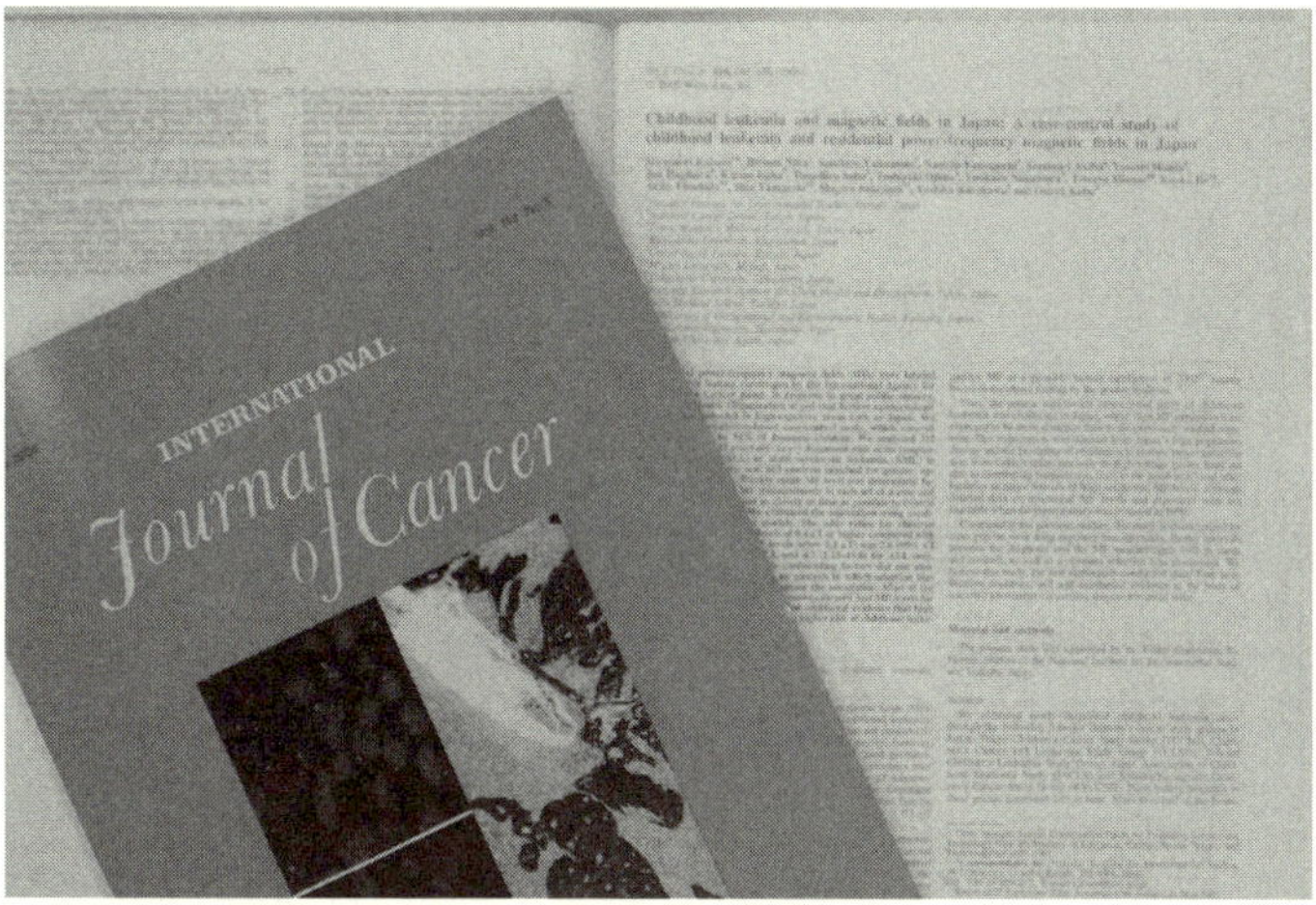

国際雑誌に掲載された日本の疫学研究の結果。文科省の最低評価とは裏腹に高い評価が集まった。

そのコメントを引用すると、「参加をめぐるセレクションバイアスの可能性について、著者らが、その大きさを数量的に求めた試みは信頼に値する」「住所地から送電線までの距離によって、参加率はほとんど変化しないことについて、証拠を提示した」と評価した。

その評価にいたった理由についても詳しく記している。

「セレクションバイアスについて検討し、調査への参加者と不参加者のそれぞれについて送電線までの距離を比べた結果、距離によって参加率にほとんど変化がないことが分かった。例えば、参加した「対照」群では、送電線から五〇メートル以内にすむ人が全症例の四・八パーセントであったのに対し、不参加者も含めた全「対照」群の参加率も五・〇パーセントだった。住まいから送電線までの距離によって参加率に影響がなかったことから、著者たちは参加への偏り（バイアス）はなかったとしている」と紹介した。

疫学調査の信頼性でいつも問題になるのが、この参加者の偏り（セレクションバイアス）の有無だ。疫学調査では、症例（患者の集団）に環境要因（今回は電磁波）の影響があるかどうかを調べるため、それと同じような対照（健康な人の集団）と比べて、発症率に関連があるかどうかを調べる。

この対照の選び方を誤ると、結果はとんでもないものとなる。「送電線に近い人は関心が高いから調査に参加しやすい」と一般に考えやすいが、果たしてそうなのか。その正否を調べるため、兜研究官らは世界で初めて、送電線までの距離と参加率の変化を調べた。参加率に影響がないことをデータで示したことを、ＥＰＲＩは高く評価したのだった。

さらに、兜研究官らが入念に疫学調査の結果を確かめたことにも触れている。「著者たちは、最悪のシナリオとして、不参加者すべてが〇・四マイクロテスラ（四ミリガウス）以下の地域に住んでいたと仮定しても、小児白血病の発症率のリスクは一・八四となり、最悪のバイアスがあっても、電磁波による小児白血病のリスクが有意に存在することを示した」と紹介した。

最後に、ＥＰＲＩは「日本の研究は、二つのプール解析（国際がん研究機関が電磁波の発ガン可能性を認めた疫学研究）と結果が一致している」と結論づけた。

なお、ＥＰＲＩが「やや疑問がある」と指摘した箇所もある。「四九五人の対照のうち、〇・

四マイクロテスラを超えた人はわずか三人で、全体の〇・六パーセントだ。送電線から五〇メートル以内に住む人の割合が五パーセントであるのと比べ、少なすぎるのではないか」と指摘した。しかし、この指摘は見当違いといえる。

送電線から五〇メートル以内に住んでいれば〇・四マイクロテスラ程度の電磁波を浴びているはずと、先入観を持っているからだろう。だが、米国に比べて住宅地に高圧送電線が多い日本では、電力業界が電磁波を低減する特別な工夫をしていることを知らないようだ。

どの国も、一二〇度ずつ位相が異なる三相交流を三本べつべつの電線で運んでいる。だが、その張り方が国によって違う。米国などでは三本の電線を水平に並べて張る例が多いが、日本では、鉄塔の左右のフレームに上下三本ずつ張る際に、右側の三本組と左側の三本組の電線の位相が逆になるように配置し、電線から出る電磁波が左右と上下で互いに打ち消しあうようにしている。

「逆相」配列と呼ばれるこの方式は、三本の電線を三つ編みにするほどの劇的な低減効果は生まないが、それでも、送電線の周囲に広がる電磁波をかなり低減する。このため、外国からも注目され、〇七年四月に英国の政府諮問委員会「ＳＡＧＥ」が送電線の電磁波低減の対策としてまとめた報告書でも、新規の送電線の建設で採用するように政府や電力業界に勧告しているほどだ。

ともかく、米国電力業界の最大の知恵袋とされる電力研究所（ＥＰＲＩ）が、日本の疫学調査を詳しく分析し、公平な態度で評価したことに驚かされる。日本の文科省が、委員でもない役人の作文によって国内の疫学調査を葬ろうとしたのとは天地の差がある。

小児脳腫瘍の研究にも打撃

文科省が下した最低評価は、わが国の電磁波対策に空白を生んだばかりでない。世界の小児脳腫瘍の研究にとっても、取り返しのつかない妨害をした。日本の疫学調査は、小児白血病だけでなく、小児の脳腫瘍も同時に調べていたからだ。

研究グループの代表だった兜研究官がかつて、残念がったことがある。文科省の最低評価から三カ月後の〇三年五月、京都大・湯川記念館で、電磁波の専門家の研究会が開かれた。講演に招かれた兜研究官は、会場の専門家から、小児脳腫瘍のリスクについて質問された。同グループの行った小児脳腫瘍の疫学調査では、その発症リスクが、〇・四マイクロテスラ（四ミリガウス）以上だと〇・〇五マイクロテスラ未満に比べて一〇・二倍だった。症例数は五五人（対照は九九人）と少なく、その信頼性について質問されたのだった。

「症例数が少ないので、確かにスモールナンバー・バイアス（数が少ないことによる偏り）がある」と認めた。その理由として、「（〇一年一〇月の）中間評価のヒアリングの際、脳腫瘍の調査をもう少しやらせてほしいと言ったが、研究予算がつかなかった」と苦しい胸の内を初めて明かした。研究予算をカットされ、限られた調査費を小児白血病に集中するしかなかった。

研究グループは当時、全国の医療機関の協力によって三二四人分の脳腫瘍症例を登録していた。訪問調査の予算さえついていれば、これらの症例を調査することで、「世界最大規模の小児脳腫瘍の疫学調査ができたはずだった」(兜研究官の話)。ＷＨＯの新環境保健基準では、いまも小児脳腫瘍のリスクは不確定のまま、今後の研究課題となっている。

兜研究官は〇六年二月、悪性リンパ種にかかっていることがわかった。入退院を繰り返しながら、国立環境研究所に顔を出して最後まで研究を続けた。〇六年一〇月一〇日、急に容態が悪化し、帰らぬ人となった。五八歳だった。

千葉県柏市内で開かれた葬儀では、ＷＨＯの国際電磁界プロジェクトの代表だったレパチョリ氏からの弔電が読み上げられ、同プロジェクトに果たした研究の功績が称えられた。日本の疫学調査がいかに短期間で、困難を乗り越えて行われたかは、国際電磁波プロジェクトに協力するために日本と同時期に始まったイタリアの疫学調査が、いまだにまとまっていないことからも分かる。

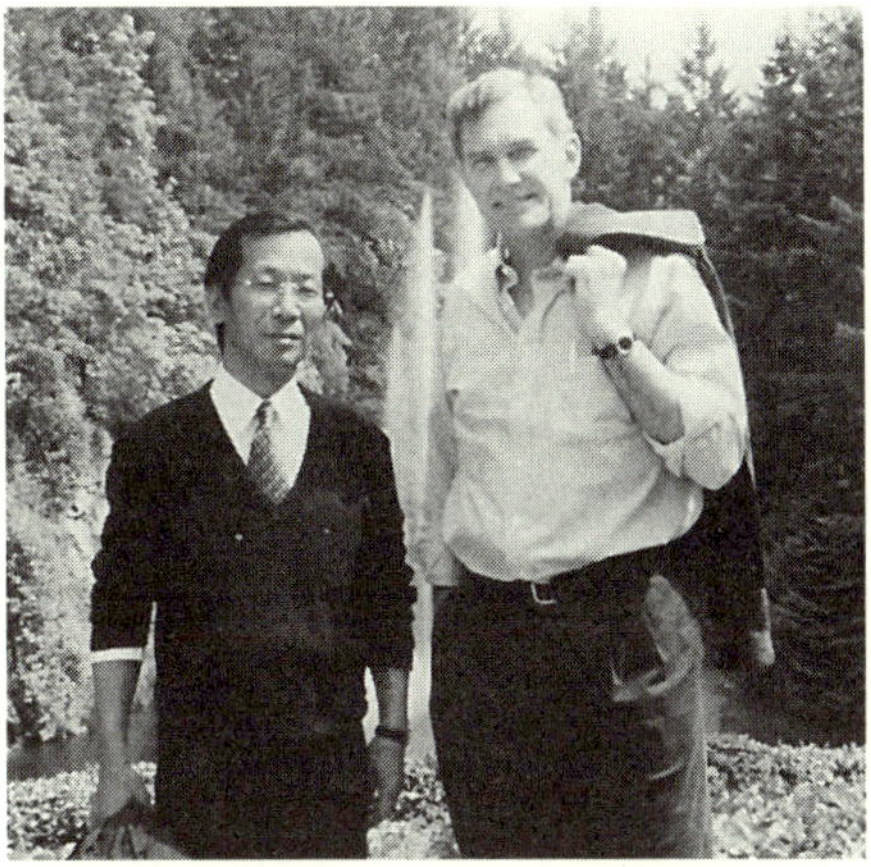
新環境保健基準をまとめた国際電磁界プロジェクトの元代表、レパチョリ氏（右）とも親しかった兜真徳氏

「くさいものにふた」の文科省、雑誌つぶしの前歴

「つぶすと言ったことはない」

欧米などで電磁波の規制が最も厳しいのが、子供が通学する小学校などの建物だ。送電線から一定距離を離すなど、一般の建物よりも厳しく規制するのは、「成長段階の子供たちが、電磁波に限らず、最も環境の影響を受けやすい」という考えからだ。

日本の場合はどうか。

学校教育法の施行規則、「学校教育法施行規則」（文科省令）でも、冒頭に、環境重視の立場が明記されている。第一条で、「学校の位置は、教育上適切な環境にこれを定めなければならない」とある。危険のある場所には建物を作ってはならないのである。その意味では、欧米で心配されている「送電線と小児白血病のリスクの関連」は、最もあってはならないことになる。

実際には、全国各地で幼稚園や小学校、中学校などの上や周囲に送電線が高くそびえているところが少なくない。特に新設の建物は、土地を入手しやすいため、送電線のそばに目立つ。

「教育と施設」の廃刊のおわび（上）。文部省の圧力に抗議して廃刊された「教育と施設」最終号（右下）

『教育と施設』廃刊のお詫び

『教育と施設』編集長　竹馬　義博

文部省の施設関係の省内機関誌・施設月報の廃刊に伴い、それに替わる出版物という案を、出入りしている出版社全社に断られた末、まわってきたお鉢を私が引受け、『教育と施設』を創刊して以来、本号で丸17年になる。全くゼロからの出発であった。教育の出身で出版・制作に関する知識や技術はあったものの、行政や施設には全くの素人であった。

今だから白状するが、その素人の拙い出版物を飽きもせず講読し、17年にわたって支援してくださった講読者の皆さん、子供たちのために、少しでも良い学校環境を、という我々の呼掛けに応えて、忙しい時間をさいて貴重なご意見をお寄せくださった諸先生がた、厳しい経済状況の中、広告を出稿して雑誌を支えてくださった、関係者全てに心からのお礼を申し上げ、突然の廃刊をお詫びしたい。

さて、廃刊の理由だが、最近の文部省は何だか変なのである。無理やり国旗・国歌を押しつけたり、博打の胴元をやったり……17年も付き合ってきて、こんな事は未だかつて無かったように思う。本誌についても、先号あたりから企画段階でのチェックが厳しく、とうとう自分達で最初から企画書を書き直している。これは明らかに出版・編集権の侵害であるし、先号67号では、特集「安全で健康的な学校」の論文の中、「学校コンピュータ室の電磁波問題」について、ジャーナリストの天笠啓祐氏が寄せられた記事内容に、いたずらに不安をかきたてると文部省のクレームがつき、当初は、無視するつもりでいたが、居丈高にあらゆる手段、ルートを通じて圧力を掛け続けた。ついには、複数で事務所にまで押し掛けてくる始末に、私も折れ掲載を見送った。

しかし、このことは憲法で禁じている検閲による出版の差止めにあたり、明確な憲法違反であり、絶対に見逃せないことなのである。記事を掲載すれば雑誌は取りつぶすと散々脅かされたので、ここに記事を掲載し、文部省に抗議して、自ら雑誌を廃刊する次第である。

思えば17年前、この雑誌を始めた頃は、日本中の学校が四角いマッチ箱で、紹介しようにも紹介する施設が無かった。それ以来、例えば寒帯から亜熱帯まである日本の学校が、同じデザインで良いはずがなく、それぞれの地域の気候や文化を反映すべきだとか、何より日本の伝統文化を大切にすべきだとか、次の時代にコンピュータ教育は欠かせないとか、閉ざされた四間×五間の学校王国に於ける一斉指導に替わり、一人ひとりの個性・能力を伸ばせる個別化学習にすべきだとか、校舎はエコスクールにすべきだとか、学校は地域の教育・文化の核となるコミュニティスクールとなるべきだとか、グラウンドには雑草系でも良いから芝生化すべきだとか、誰が考えても当たり前な事を飽きもせず提言してきた。象に挑むカマキリかも知れないし、十分では無かったかもしれないが、出来るだけのことはして来たと自負している次第である。

コンピュータ教室での電磁波

ジャーナリスト　天笠　啓祐

○電磁波とがんの関係

小中高校のコンピュー
年 100%近くに達して
ぼすべての学校でコン
まっていることになる
ごとのパソコン平均
えており、パソコン
かって着々と進んで
高校のコンピュー
は、97年度では92.
平均51.6台が置か
学校においてコン
が、日常化してい
しかし一方で、
ける安全性や健
と、ほとんど行
ある。なかでも
くるのが、電磁
電磁波がも
分けて、3つ

ひとつは、携帯電話などの高周波が引き起こす、脳腫瘍などの健康障害。もうひとつは、高圧送電線や家庭用電気製品などから漏れ出る低周波を慢性的に被曝していると、がんや白血病などになるという問題。そして、三つ目がコンピュータのＶＤＴから出ている電磁波による、複数の健康障害である。

この中で、現在もっとも研究が進められているのが、送電線と小児がん・白血病の関係である。細胞を用いた実験、動物実験の報告が増えてきて、徐々に電磁波と健康障害の関係が明らかになってきているといえる。

現在米国政府は、ラピッド計画と呼ばれる、「電磁波とがん」に関する本格的な調査研究を進めている。その計画の中心的な報告書として昨年発表されたのが、米国立環境健康科学研究所の報告である。ここでは「電磁波は発がん性の可能性あり」という結論に達し、とくに子どもと職業人に関しては「関連性あり」と結論づけている。

○子どもへの影響

はじめて電磁波の健康障害が浮き彫りになったのは、送電線の問題であった。1979年、米コロラド大学のワルトハイマ
コロラド州デ

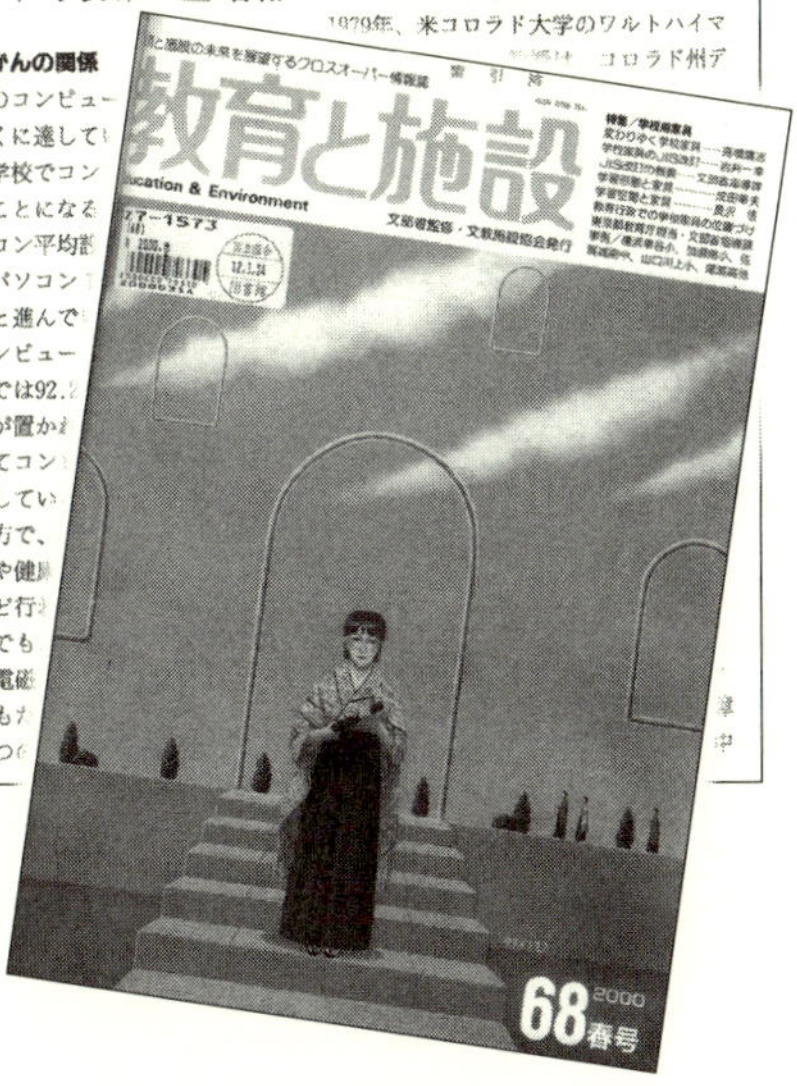

もし、法律の条文に従って危険な場所を避けることにしたら、既存の施設はどうなるのか。父母の反応がどうなるか考えるまでもなく、文部科学省の役人たちにとって最もやっかいな問題になるのは必至だ。

「適切な環境」を優先すべきか、それとも、父母の不安を抑えるべきか。文部科学省のジレンマを露呈する事件が七年前に起きていた。

二〇〇〇年七月二六日、『東京新聞』に、「電磁波記事載せたらつぶすといわれた」「文部省圧力、抗議の廃刊」という見出しのトップ記事が掲載された。

この雑誌は、文部省（二〇〇一年の科学技術庁との統合で文部科学省）の文教施設部が監修する季刊誌『教育と施設』だ。電磁波の危険性を訴える記事が、文部省の圧力でいったん掲載を見送られたが、雑誌の編集長が「理不尽な検閲を認めるわけにはいかない」と、次号で記事を掲載し、一七年間続いた雑誌を廃刊したというものだ。

この雑誌の編集権は、文部科学省の関連団体である文教施設協会にあるが、実際の編集は、編集長が経営する民間会社に委託していたのである。つまり、文部省自体には全く編集権のない雑誌でありながら、その内容に干渉したというのだ。

『東京新聞』の記事によると、編集長は、一九九九年暮れに編集した第六七冬号の「安全で健康的な学校」特集で、電磁波の危険性に詳しい科学ライター天笠啓祐さんの原稿を掲載しようとした。ところが、文部省側が「社会を混乱させる」と問題視し、担当の中堅幹部が電話で数回にわたり、掲載を取りやめるように求めたという。上司の技術参事官と二人で編集部を訪れ、掲載中止を迫ったという。

編集長の竹馬義博氏はいったん折れて掲載を見送ったが、次号の第六八春号（二〇〇〇年三月発行）で廃刊することを決めた。そして、編集後記で、「突然の廃刊をおわびしたい」と、それまでの経過を記すとともに、掲載を見送った原稿をこの最終号に掲載したのだった。

『東京新聞』の記事によると、文部省の担当者は「校正の段階で、編集幹事会に出なかった話が載っていたことが分かり、おかしいという話になった。編集権は協会にあるが、編集幹事会のメンバーとして取りやめを求めた」と説明し、「編集長は（電磁波被害を）予防すべきだという考えだが、電磁波についてはよく分からない点が多いので、無責任な記事を載せると、よけいな批判を招いて本の継続が危うくなるとは言った。つぶすと言ったことはない」と述べたとしている。

「廃刊のおわび」

改めて、この『教育と施設』の最終号を入手してみた。文部省の理不尽な検閲がどのようなものだったのか、竹馬編集長による「廃刊のおわび」が何よりも雄弁に語っているので、ここに引用する。

「廃刊の理由だが、最近の文部省は何だか変なのである。無理やり国旗・国家を押しつけたり、博打の胴元をやったり。一七年も付き合ってきて、こんなことは未だかつて無かったように思う。本誌についても、先号あたりから企画段階でのチェックが厳しく、とうとう自分たちで最初から企画書を書き直している。これは明らかに出版・編集権の侵害である。先号では、『学校コンピュータ室の電磁波問題』について、ジャーナリストの天笠啓祐氏が寄せられた記事内容に、いたずらに不安をかきかてると文部省のクレームがつき、当初は無視するつもりでいたが、居丈高にあらゆる手段、ルートを通じて圧力をかけ続けた。ついには複数で事務所にまで押しかけてくる始末に、私も折れ掲載を見送った。しかし、このことは憲法で禁じている検閲による出版の差し止めにあたり、明確な憲法違反であり、絶対に見過ごせない。記事を掲載すれば雑誌は取りつぶすと散々脅かされたので、ここに記事を掲載し、文部省に抗議して、自ら雑誌を廃刊する。

　思えば一七年前、この雑誌を始めたころは、日本中の学校が四角いマッチ箱で、紹介しようにも紹介する施設が無かった。それ以来、たとえば寒帯から亜熱帯まである日本の学校が、同じデザインで良いはずがなく、それぞれの地域の気候や文化を反映すべきだとか、何より日本の伝統文化を大切にすべきだとか、次の時代にコンピュータ教育は欠かせないとか、閉ざされた四間×五間の学校王国に於ける一斉指導に替わり、一人ひとりの個性・能力を伸ばせる個別化学習にすべきだとか、校舎はエコスクールにすべきだとか、学校は地域の教育・文化の核となるコミュニティスクールとなるべきだとか、グラウンドには雑草系でも良いから芝生化すべきだとか、誰が考えても当たり前な事を飽きもせず提言してきた。象に挑むカマキリかも知れないし、十分では無かったかもしれないが、出来るだけのことはしてきたと自負している次第である」。

また、この『教育と施設』最終号に掲載された天笠さんの記事「コンピュータ教室での電磁波」は、いま読み返しても、そっくり現在にあてはまる指摘だ。

電磁波とガンの関係について、「小中高校のコンピュータ設置率は一〇〇パーセント近くに達している。学校においてコンピュータを用いた教育が日常化している。しかし、一方で、コンピュータ教育における安全性や健康に対しての配慮となると、ほとんど行われていないのが現状である。中でも、もっとも問題となってくるのが電磁波であろう」と指摘している。

さらに、「電磁波がもたらす健康障害は、大きく分けて三つの領域で問題になっている。ひとつは、携帯電話などの高周波が引き起こす、脳腫瘍などの健康障害。もうひとつは、高圧送電線や家庭用電気製品などから漏れ出る低周波を慢性的に被曝していると、がんや白血病などになるという問題。そして、三つ目がコンピュータのＶＤＴから出ている電磁波による、複数の健康障害である」と記す。

さまざまな研究結果を交えながら、電磁波のもたらす影響を分かりやすく紹介し、最後にこう記す。「いまのところ日本では、電磁波に関する規制はほとんどなく、野放しに近い状態といえる。マイクロ波などの高周波に関しては一九九〇年に郵政省審議会によって『電波利用における人体の防護指針』が作られた。しかしながら、この指針は、一〇キロヘルツ以下の低周波は対象外となっている。このようなことから、電磁波対策は基本的にはないに等しい状態といえる」とし、「学校でできる対策としては、パソコンを使用する際は、使用者が一定の距離をとることである。その上で、できるだけ短い時間の被曝にとどめることが唯一の対策である。距離と時間、これが私たちにできる対策であり、なるべくパソコンを長時間至近で使用しないように心がけるべきであろう。また、パソコンの多くは、画面のある前方よりも、（高電圧の変圧装置がある）背面や側面からの電磁波の方が強い。縦にパソコン机を並べている場合は、後方からの電磁波が問題となってくる。教室のレイアウトも、配慮を加えるべきであろう」などと指摘している。

第五章　疫学調査とは何か、欧米と日本の違い

疫学重視のイギリス、官民一体で送電線対策

送電線から両側六〇メートルの住宅や学校などの新築禁止

日本の疫学調査と同時に始まった英国の小児白血病の疫学調査が大きな仕事をした。この調査がきっかけとなって、住宅と高圧送電線の分離という画期的な対策がまとまったからだ。〇七年四月二七日、英国保健省の諮問委員会「SAGE」が電磁波低減の最善策として政府に答申し、その中で、「送電線から両側六〇メートルの住宅や学校などの新築を禁止し、既存住宅地への送電線の新規建設も禁止するのが最善の電磁波対策だ」と提案した。

同様に国の研究費で疫学調査を行った日本では、もっと詳しい調査結果が出ながら無視されたのに、なぜ、こうも結果の受け止め方が違ったのか。疫学調査を重視する英国の気風と、疫学の意味を理解できない日本の行政や業界の硬直した姿がそこにある。

〇六年五月、インターネットで衝撃的なニュースが英国から流れた。「小児白血病の危険があるので、送電線の近くで家を新しく建設することも、送電線を居住地区に建てることも禁止

する答申案を英国政府の諮問委員会がまとめた」と、英国の『デイリー・テレグラフ』紙が特ダネで流した。正式な答申は、この報道から一年近く遅れて〇七年四月に発表された。

諮問委員会「ＳＡＧＥ」は、日本語に訳すと、「超低周波電磁波に関する利害関係者諮問委員会」となる。イギリス保健省や電力業界、不動産業界、小児白血病の患者の会、電磁波問題に取り組む市民団体などの代表が参加し、二〇〇四年一〇月、英国保健省の大臣によって設立された。

イギリス保健省は「科学的な証拠をもとに、予防的措置を講じる必要性を検討するため」と設立の目的を説明した。そのきっかけこそが、その直前にまとまった小児白血病の疫学調査「ドレイパー報告」だった。

この調査結果はその後、『英国医学ジャーナル』（二〇〇五年六月四日号）に「高圧送電線からの距離と小児がんの関係、症例対照研究」と題して掲載された。ジェラルド・ドレイパー博士を代表とするオックスフォード大の小児白血病研究グループが七年がかりでまとめたものだ。日本の疫学調査のように「お金を使いすぎだ」とか「時間がかかりすぎだ」などと、批判されることはなかった。

英国人はいったん、やると決めたら、徹底している。ＢＳＥ（牛海綿状脳症）の再発防止のために国内の三〇カ月齢以上の牛すべてを処分したのもその好例だろう。

今回の疫学調査も、イングランドとウェールズで生まれたすべての小児ガンの子供たちを対象とした。一九九五年から過去三三年間にさかのぼって調べあげた。二万九〇八一人（〇〜一四歳）が見つかり、このうち、小児白血病の子供は九七〇〇人だった。子供が生まれた家を特定し、そこから送電線までの距離を調べた。

それぞれの患者と比べる対照（コントロール）として、同じ住民区に生まれ、性別や誕生日がほぼ同じ子供が選ばれた。こうして、患者と対照を合わせて二万人近い子供について、それぞれの家から最も近い送電線までの距離を地図上で〇・一メートル単位まで細かく調べた。すべての子供について、「送電線から二〇〇メートル以内」「二〇〇から六〇〇メートル以内」「六〇〇メートル以上」の三つに分類し、それぞれの発症率を調べた。

その結果、「送電線から二〇〇メートル以内」で生まれた子供たちは、「六〇〇メートル以上」離れた所の子供たちに比べ、小児白血病が六九パーセント多く発症すること（相対危険率一・六九、九五パーセント信頼区間は一・一三〜二・五三）が分かった。また、「送電線から二〇〇〜六〇〇メートル」の子供たちは、「六〇〇メートル以上」離れた子供たちに比べ、小児白血病が二三パーセント多く発症すること（相対危険率一・二三、九五パーセント信頼区間は一・〇二〜一・四九）が分かった。

過去の多くの疫学調査と同様に、子供の生まれた場所と高圧送電線の近さが、小児白血病の発症率に関連していることが示され、研究者たちは「小児白血病は、送電線との距離の関係において有意なリスクがある」と結論した。なお、他の小児ガンでは送電線との関連は見つからなかったとしている。

この調査の特色は、疫学調査につきものの「セレクションバイアス」の問題がないことだ。英国の完備した「ガン登録制度」（SASシステム）のおかげだった。国立統計局の中に「英国中央ガン登録室」（NCR）があり、すべての医療機関からガン患者の情報が寄せられ、過去のすべての発生が記録として残っているのだ

今回の調査も、NCRのデータなどをもとに行われた。書類上の調査ですむので、個々の患者や家族から同意を取る必要がない。日本のように、患者や家族の参加率などの「セレクションバイアス」の可能性は考える必要がなかった。

ドレイパー報告の意味するところは大きかった。過去のどの疫学調査に比べても、患者数などの調査規模が群を抜いていた。危険率は一・六九倍とさほど大きいわけではないが、その規模の大きさやセレクションバイアスのないことからも、送電線と電磁波の関連は否定しがたいものとなった。

この報告を受けて、イギリス政府は決断した。送電線対策のため、あらゆる利害関係者の参加を求めて諮問委員会を設置した。これがSAGEだった。

SAGEが〇七年四月に出した報告書には、様々な提案がある。電力や不動産などの業界代表の反対もあり、送電線周辺の住宅建設の禁止など、全員の合意に達しない項目もある。報告書は「どの考え方を採用するかについて意見が食い違ったが、成果として、互いの観点を認め

て理解し、どこに違いがあるかを明らかにすることができた」としている。

いくつかの選択肢を挙げる中で、高圧送電線と住宅の分離については、「電磁波低減効果を期待できる最善の選択肢」と明記して政府に提案し、「どれを選ぶかは政府がはっきりと決定すべきだ」と求めている。

分離する距離については、送電線の電圧で分けている。「二七万五〇〇〇ボルトと四〇万ボルト」は、送電線の中心から両側にそれぞれ六〇メートルを、「六万六〇〇〇ボルト、一一万ボルト、一三万二〇〇〇ボルト」は同三〇メートルとしている。それ以下については、地域によっては制限せず、「四〇〇ボルト」はすべて制限しないとしている。

九州での疫学調査でもリスク確認

画期的な提案を生んだ英国の疫学調査だが、電磁波の実測をせずに送電線が発症リスクを高めることを確認した調査は、実は日本国内にもある。

この調査結果はまだ、マスコミなどで報道されていないが、日本の疫学調査の関連研究として、九州地区の担当者らが独自に行った成果だ。

日本疫学会の英文誌『ジャーナル・オブ・エピデミオロジー』の二〇〇四年七月号に掲載された。論文のタイトルは「こどもの悪性血液疾患と高圧送電線への居住地の近接性」だ。九州大医学部の溝上哲也助教授（予防医学、現・国立国際医療センター疫学統計研究部長）らの研究だ。

きっかけは、著者の一人である小児科医の疑問だった。白血病などの悪性血液疾患と診断された子供たちの住所を地図にプロットすると、高圧送電線に近いところが多いように思えたからだ。この疑問について話し合う中で、多額の費用をかけなくてもすむ画期的な調査方法が考案された。

調査地域は南九州の某都市（宮崎市と見られる）だった。一五歳未満の子供は約五万人で、一四人の症例が見つかった。一九九二年から二〇〇一年までに悪性血液疾患と診断された子供たちだ。同市には全部で二九四の地区があり、それぞれの面積は一平方キロほどだった。研究者らは、各地区と高圧送電線（六万六〇〇〇ボルトまたは二二万ボルト）の「近接さ」を示すユニークな指標を考案した。

高圧送電線から三〇〇メートル以内の面積をもとにして、各地区を「五〇パーセント以上ある地区」と、「全くない地区」、「その中間の地区」の三つに分類した。この分類に従って、症例のそれぞれがどの分類に入るかを五万分の地図で調べていった。さらに、各地区の子供の人口を調べて発症率を計算し、比べた。

すると、「高圧送電線まで三〇〇メートル以内の面積が五〇パーセント以上の地区」では、悪性血液疾患にかかるリスクは、「全くない地域」と比べて二・二倍（九五パーセント信頼区間で〇・五〜九・〇）と高かった。患者が最も長く住んだ住所について調べると、この関連はさらに強まり、リスクは、「全くない地区」の三・四倍（九五パーセント信頼区間では〇・九〜一三・

二）となった。

今回の研究は、一地方都市に限定されて症例数も少ないのが難点だ。研究をまとめた溝上さんは「欧米のように、日本でガン登録制度が整備されていたら、もっと広い地域でこうした調査ができた」と残念がる。

今の日本には、胃ガンなどのガン患者が何人いるのか、推計値しかない。各病院のガン情報部は、患者のうち、ガン治療で死亡した人しか登録しないからだ。今では白血病の八割がなおるのに、死者数でしか全体像はつかめていないのが実態だ。小児白血病の患者が増えているのか減っているのかさえも不明という。有名な芸能人が亡くなると話題になるが、大人の白血病の実態も不明のままだ。

わが国初の疫学調査、明治の陸海軍の脚気論争

イギリスのコレラ事件

公害問題で知られる元東大助手の故宇井純氏が新聞対談で述べた言葉がある。「最近のアスベスト問題を見ると、結局、日本社会はこの五〇年間、何も学んでいない」。深刻な公害や薬害が起きるたび、国や企業は反省の言葉を繰り返す。マスコミも大騒ぎするが、長続きしない。そして、悲劇が延々と繰り返される。

「原因が分からないから、対策が取れなかった」。行政や企業が言い訳に使う常套文句だが、原因を解明できなくても、対策は取れる。その手がかりとなるのが、欧米で原因解明に利用されてきた「疫学」の手法だ。注意深い観察とデータ分析から、何らかの因果関係を推定する手法だ。

疫学の伝統がない日本では、ラッキョウの皮を空しくむきまくるサルのように、できもしない原因の解明にばかりこだわってきた。その「こだわり」がどんな悲劇を生んできたのか、過

去の例にさかのぼって見ていきたい。その前に、代表的な成功例とされるイギリスの「コレラ事件」を紹介する。

一八五四年、英国・ロンドンでコレラが蔓延した。当時は初歩的な顕微鏡しかなく、原因のコレラ菌の存在すら分かっていない時代だった。そんな時、麻酔科医のジョン・スノーは、飲み水を供給する水道を疑った。患者の発生地点を地図の上にマークすることから始めた。今で言う「スポットマップ」と呼ばれる手法だ。その分析から、特定の水道ポンプの周辺に患者が多発していることに気づいた。

この地域には二つの水道会社が給水し、両社とも、テームズ川の別々の場所から取水していた。スノーは、それぞれの会社の給水先を一軒ずつ調べて歩き、会社別の死亡率を計算した。一方の会社の死亡率は、ロンドンの他の地域のそれとほぼ同じだった。ところが、もう一社の供給先の死亡率は、その八倍もあった。この結果をもとに、同社の水道ポンプの栓を閉じさせ、その後の発生を抑えたのだった。

コッホ（ドイツ）のコレラ菌発見は、それから三〇年後のことだった。病気の真の原因が分からなくても、まず被害の原因を割り出し、そこから対策に結びつける疫学の真骨頂だった。

スノーの快挙から三〇年後、日本でも、ひとりの海軍軍医が、英国で学んだ疫学の手法を使い、当時の国民病だった「脚気」の予防法を発見した。「麦飯男爵」とも呼ばれた高木兼寛（一八四九〜一九二〇年）である。後に東京慈恵会医科大を創設した。

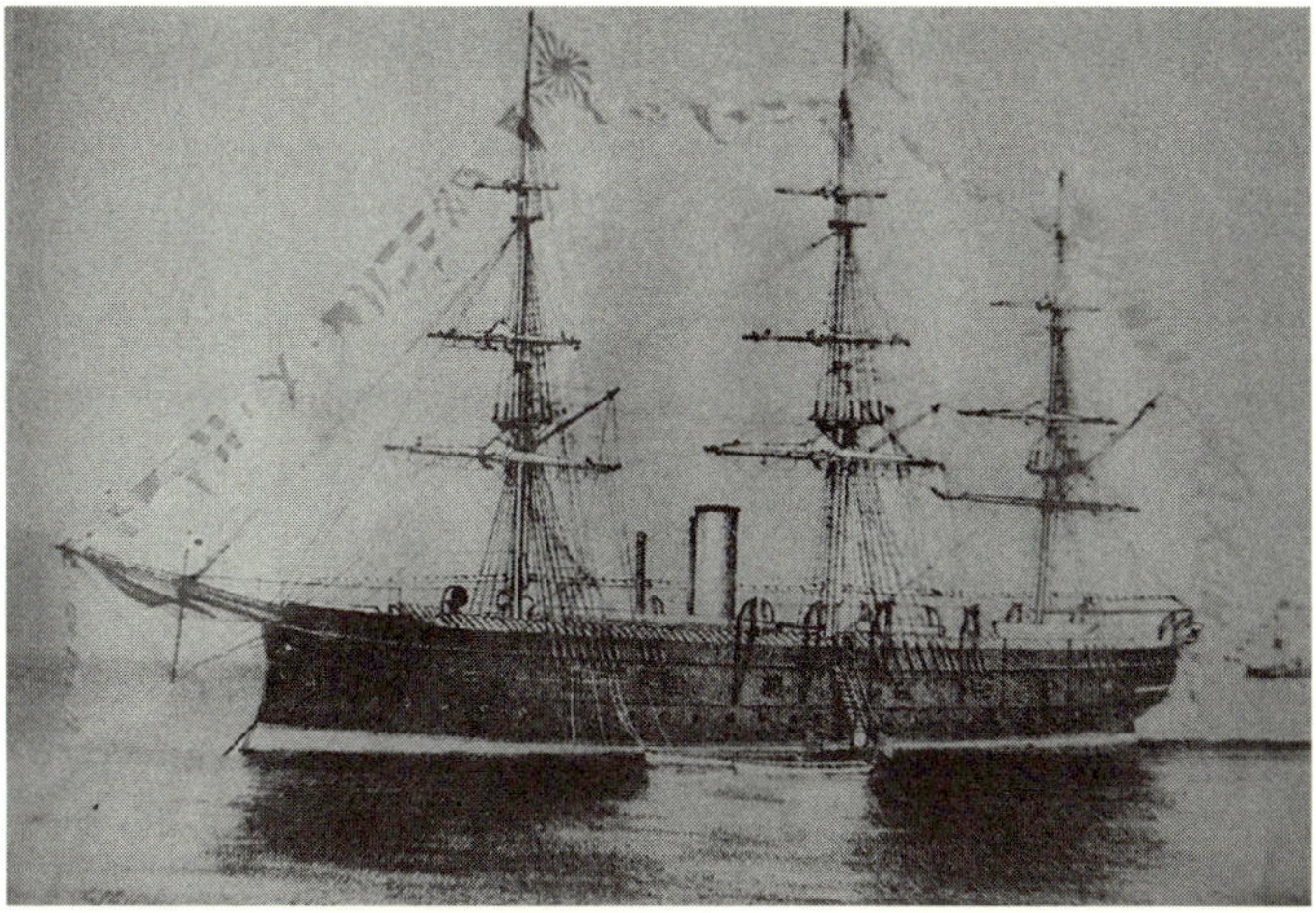

練習艦「龍驤」(東京慈恵会医大提供)

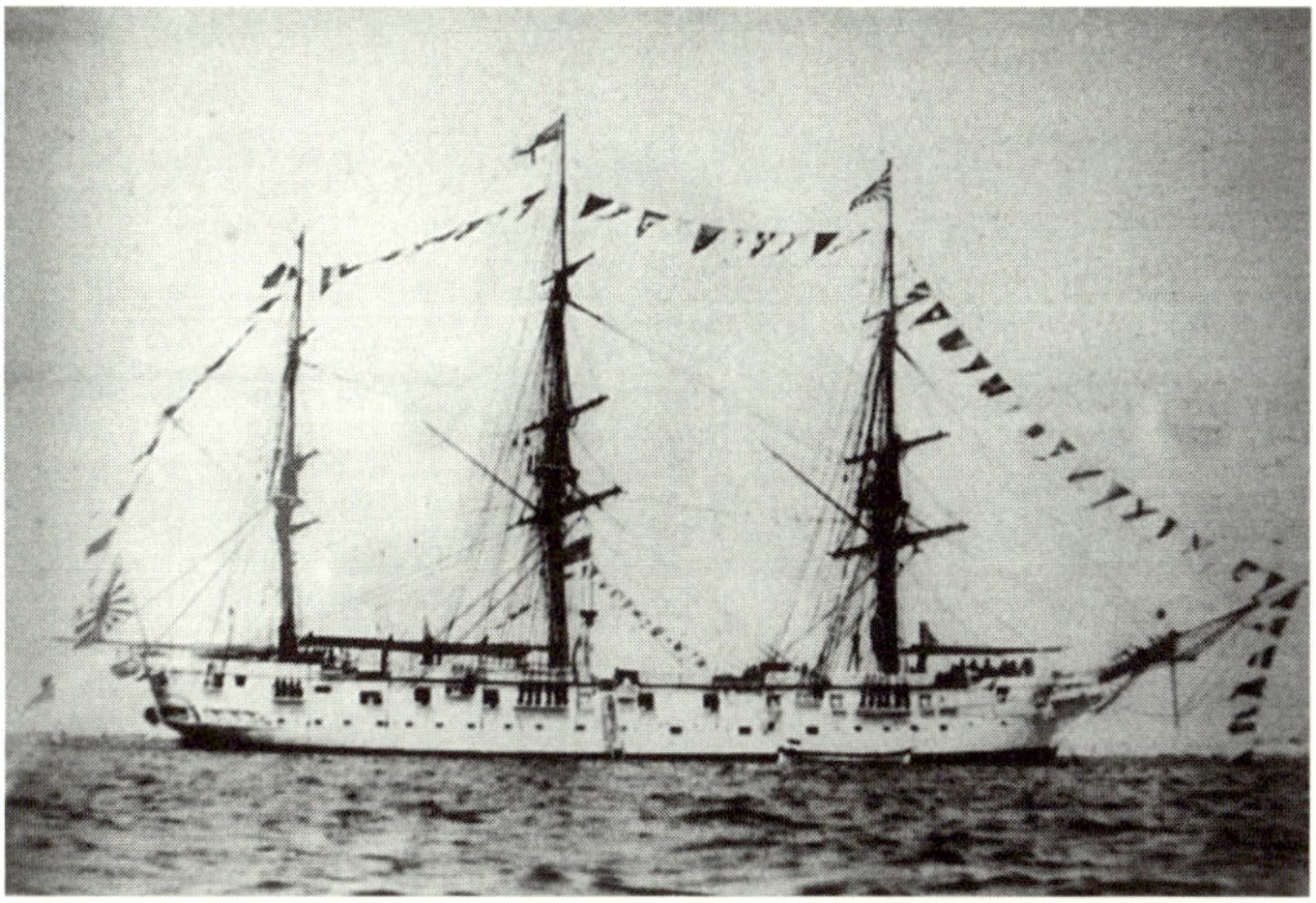

脚気の予防試験に使われた練習艦「筑波」(東京慈恵会医大提供)

まだビタミンの言葉すらない時代に、高木がどのようにして予防法を見つけ、一般に受け入れられるまでにどんな妨害や誹謗があったか。その経緯は、現在の日本の電磁波問題にも通じる。

脚気は、足がむくみ、しびれや倦怠感などを起こし、最後はもがき苦しみながら死ぬ恐ろしい病気だ。江戸時代から明治時代にかけ、将軍や皇族から一般市民まで多くの犠牲者が出た。第三代将軍の徳川家光、第一三代の家定、第一四代の家茂もこの脚気で死亡した。後にビタミンB１の不足が原因と分かったが、当時は原因不明だった。

高木は嘉永二年（一八四九年）に宮崎県高岡町（現・宮崎市）で生まれた。薩摩藩士として英国人から英国医学を学び、明治維新後は、日本海軍の軍医として一八七五年に英国に留学した。一八八〇年に帰国し、海軍病院の院長となった高木は、海軍の最大の問題だった脚気の原因を何とか突き止めようとした。当時の陸軍も同じ悩みを抱え、陸軍軍医たちも研究を進めていた。

なぜ、脚気が軍隊で蔓延したのか。今から見れば、ビタミンB１を含む胚芽やぬかを取り去った白米を食事に出していたからだが、当時は、「軍隊に入ると白い飯が腹一杯食べられる」というのが軍隊への勧誘文句だったという。

高木がいた海軍の総兵数は約四五〇〇人。そのうち三分の一が脚気患者で、年間で三〇人以上が死亡していた。高木は、患者の観察を続けた。軍艦が遠洋航海した時の記録を調べると、港に停泊中は脚気の発生がないことに気づいた。さらに、士官よりも兵士に重症患者が多いことも分かった。兵士の食事に原因があるのではないかと考えた。食事を分析し、炭水化物が多い場合に脚気が発生することを突き止めた。

そこで、高木は、脚気の予防策として、兵士の食事を欧米のようにパンや肉食中心に変えることを提案した。予算などの理由から受け入れられなかったが、海軍病院の患者を使って和洋食の比較試験をしながら、食事の研究を続けた。

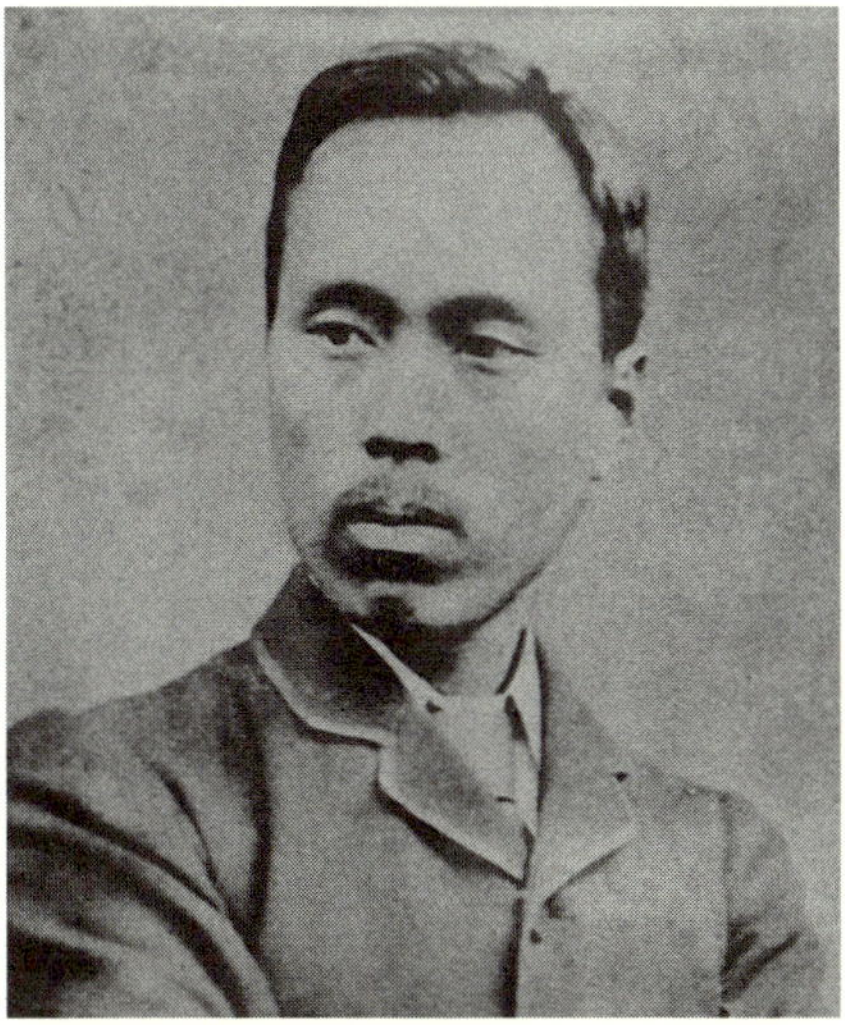

英国留学時代の高木兼寛（東京慈恵会医大提供）

軍艦上の比較対照試験

そんな時、重大事件が起きた。練習艦「龍驤《りゅうじょう》」が一八八三年九月、二カ月遅れで、一〇カ月間の遠洋航海から帰国した。乗組員三七六人のうち一六九人が脚気になり、二五人が死亡した。訓練どころか、航海すら危うい有様だった。

高木は「脚気病調査委員会」の設置を進言し、翌月、海軍内に委員会が発足した。食事の実態調査と改革に乗り出した。炭水化物に偏った食事を改め、改善食として、パンや副食として肉や魚、野菜や豆など、タンパク質の多いものを出すべきだと考えた。明治天皇へも上奏し、そのはからいもあり、翌八四年から改善食が海軍内で実現した。天皇自身も脚気に悩んでいたという。

さらに高木は、八四年二月に予定された練習艦「筑波」の遠洋航海を、改善食の予防効果を調べる試験に使おうと考えた。疫学調査で言う「比較対照試験」にあたる。当初の航海計画を変更し、「龍驤」と同じ航路を取るように進言した。多額の予算追加が必要となったが、参議の伊藤博文（八五年末に初代首相）のはからいもあって実現した。

高木が考案した献立が採用され、パンや肉の缶詰、コンデンスミルクなどを大量に積み込んで、筑波は八四年二月、品川を出港した。龍驤と全く同じコースのニュージーランドからチリ、そしてハワイを経由し、同年一一月に帰国した。乗組員三三三人のうち、最終的な脚気患者数は、航海途中に症状が出た一四人だけだった。その多くは、肉やミルクを嫌って高木の献立通りの食事を取らなかった兵士たちだった。

食事の改善によって脚気が激減し、死者が一人も出なかった成果について、高木は一八八五年一月、大日本衛生学会で発表し、明治天皇にも伝えられたという。

だが、パン食を嫌う兵士も多く、食事後の軍艦の周りには、捨てられたパンがカモメのように浮いた。このため、高木は八五年三月から、パンの原料となる麦を米と混ぜる「麦飯」を主食として出すことに改めた。麦に含まれるビタミンＢ１が補給されることになり、八五年から、海軍内の脚気は一掃された。食事の改善で脚気を予防できたのだから、一般に普及するだろうと思うのが常識だが、その後の展開は全く逆だった。

陸軍の軍医たちが「原因が分からないのに、食事の改善で病気が治るはずがない」と厳しく批判した。当時、ドイツでは病気の原因となる細菌の発見ラッシュが続いており、ドイツ医学の信奉者だった彼らは、細菌原因説にこりかたまっていた。

練習艦「筑波」の比較実験が成功した翌年、陸軍の軍医代表だった石黒忠真は「脚気談」を発表し、「脚気の原因は、かびのような細菌だ」と主張した。東大医学部の緒方正規教授も「脚気病菌」を発見したと発表した。これを受け、石黒たちの指導で、陸軍は兵舎の空気流通を改善し、細菌の発生を防ごうとした。

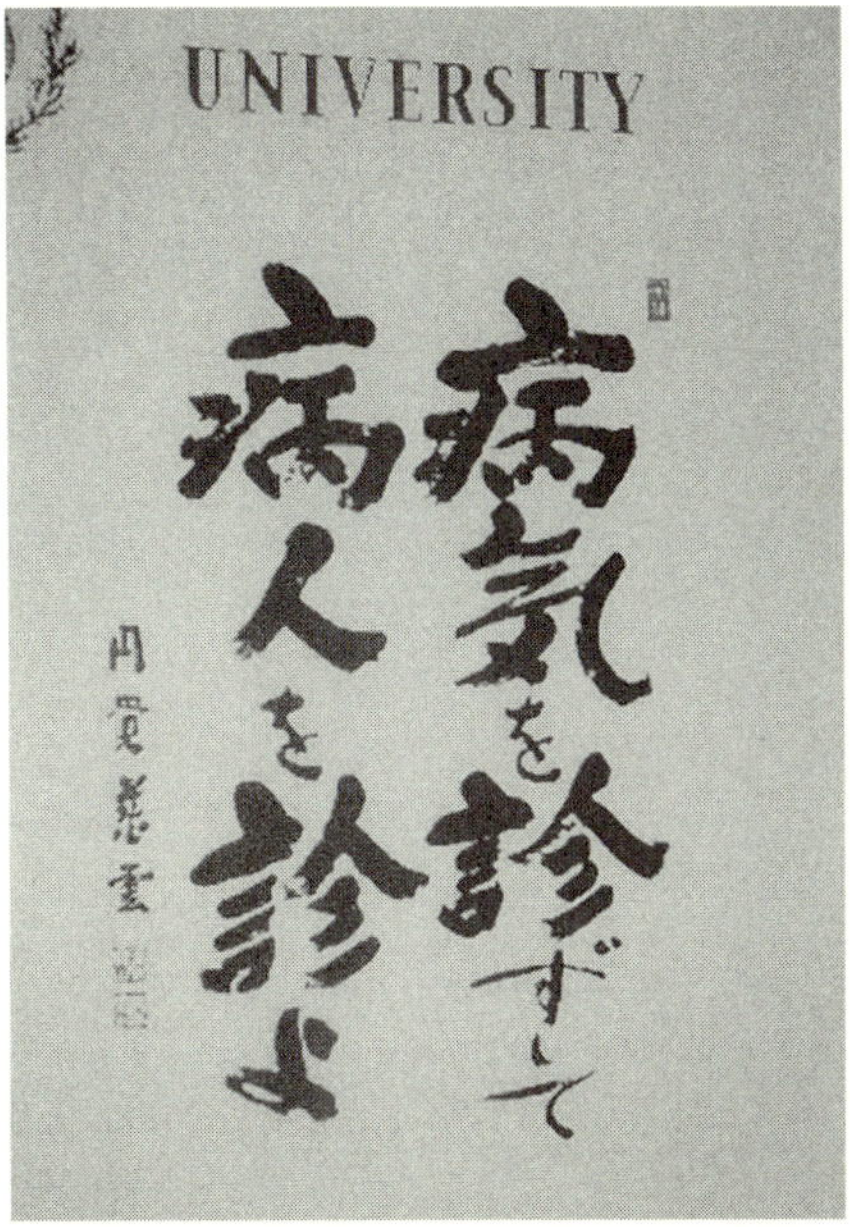

高木兼寛の説いた教え（東京慈恵会医大提供）

この脚気菌は後に、ベルリンに留学中だった北里柴三郎によって単なるブドウ球菌の間違い

だと指摘され、根拠を失った。陸軍の現場でも、脚気対策として、海軍のように麦飯を取り入れるところが増えた。一八九一年までに国内の全部隊で麦飯が採用され、陸軍の脚気は絶滅状態だったという。

それでも、陸軍の軍医上層部は、高木たちの食事原因説を受け入れなかった。その急先鋒が、東大医学部を卒業して陸軍軍医としてドイツに留学した森鴎外（森林太郎）だった。一八八八年一二月に帰国すると、白米の食事を礼賛する書「日本兵食論」を発表し、その中で、高木たちの海軍の食事を痛烈に批判した。

陸軍は脚気で多数の戦没者

一八九四年に日清戦争を迎えた。麦飯で脚気を撲滅した海軍は、脚気患者を一人も出さず、黄海海戦で清の大艦隊に圧勝した。

だが、陸軍は白米の食事で戦わされた。前線の軍隊に食料を送る権限は、陸軍中央の軍医たちが握っていたからだ。現場の部隊の要求に応じず、麦の代わりに白米を送り続けた。その結果、戦争中の脚気による死者は四〇六四人にのぼり、戦死者四五三人の九倍にもなった。陸軍病院でも戦傷者の一一倍の脚気患者が収容されたという。

日清戦争から半年後、福沢諭吉が主宰する新聞『時事新報』がこの問題を取り上げて批判したが、それでも陸軍上層部は細菌説に固執した。

一〇年後に起きた日露戦争でも同じことが繰り返された。麦飯の海軍は、猛訓練でも一人の脚気患者も出さず、一九〇五年五月、ロシアのバルチック艦隊を日本海海戦で全滅させ、戦争を勝利に導いた。

一方の陸軍はまたも、脚気に悩まされた。傷病で死んだ三万七二〇〇人のうち、脚気による死者は、その七割を超す二万七八〇〇余名に達した。戦死者は四万七〇〇〇人だったが、当時の日本軍は突撃の際、ロシア側が「酒に酔っているようだ」と言ったように、体がフラフラしていた。多くの兵士が脚気で苦しんだ様子が分かる。

奉天陥落後の一九〇五年三月、陸軍は方針を全面転換し、米と麦の比率を七対三の混食にするように訓令を出した。陸軍の脚気患者数は二五万人に達したとされ、海軍の脚気患者はわずかに一〇五人だったという。

戦争終結から三年後の一九〇八年に陸軍内に「臨時脚気病調査委員会」が設立された。発足会で寺内正毅陸軍大臣は「陸軍では麦飯を支給すべし」と宣言し、委員長として出席した陸軍軍医総監の森鴎外は面目を失ったという。それでも、軍医の頂点を極めた鴎外は、細菌説にこだわって多くの兵士を死なせた責任を問われることはなかった。

鴎外は一九二二年に六一歳で死ぬまで、自らの誤りを認めなかったという。高木が脚気予防の功績を認められ、東大から医学博士の学位を授与され、男爵の爵位を授与されると、「麦飯博士」とか「麦飯男爵」と言って、鴎外らが揶揄したと伝えられている。

脚気の原因は、一九一二年に東大農学部の鈴木梅太郎教授が、米ぬかからオリザニン（ビタミンB1のこと）を抽出し、この欠乏で起こることを突き止めた。高木の予防方法の発見から二八年が過ぎていた。

南極大陸に、タカキ岬と呼ばれる場所がある。「食の改善によって脚気の予防に初めて成功した人」という説明が付いているという。その一帯には、一八九七年にビタミンを初めて発見してノーベル賞を受けたエイクマンを始め、フンクやホプキンスなど、世界的に有名なビタミン学者の名前をつけた岬や氷河、山が並ぶ。ビタミンの概念すらない時代に高木が発見した脚気の予防法は、その後のビタミンの発見に大きく貢献した。高木が「ビタミンの父」とも呼ばれる所以である。高木は、日露戦争後の一九〇六年、英国留学時の母校「セント・トーマス病院医学校」に招かれ、脚気の研究経過を講演した。その全文は英国の著名な医学誌『ランセット』に掲載され、その研究の独自性が高く評価されたという。

水俣病の疫学調査の挫折とその教訓

熊大の疫学調査で原因を特定

わが国で「疫学調査」の成果が軽視されて被害の拡大を招いた筆頭は、国内最大の公害である「水俣病」だろう。疫学の伝統がある欧米で起きていたら、これほど多くの被害者が出ることはなかっただろう。なぜ、企業の暴走と行政の無策をチェックできなかったのか。当時の経緯を検証してみる。

水俣病は一九五六年四月、二人の幼い姉妹の入院から始まった。新日本窒素（現在のチッソ）の付属病院の医師は、口もきけず歩くこともできない姉妹の様子に衝撃を受けた病院長も驚き、「原因不明の脳疾患児の多発」として五月一日、水俣保健所に届けた。相談を受け、居合わせた『西日本新聞』の記者が取材を進め、一週間後に「死者や発狂者出る／水俣に伝染性の奇病」という特ダネ記事となった。水俣病の初の公式確認だった。

当初は伝染病と考えられ、水俣市に「奇病対策委員会」が設置された。地元の熊本大学医学部の研究班が現地に入った。小児科や内科、病理学などの研究者とともに、公衆衛生学教室の喜多村正次教授を中心とした疫学調査の研究者らも、九月から加わった。

調査は、患者の確認から始まった。最初の発生は五三年一二月と分かった。五四年は一三人、五五年は八人、そして五六年は三〇人と急増した。患者の発生した順番に地図の上に番号を打っていくと、地理的にも時期的にもばらばらだった。伝染性の病気なら、一定の場所を出発点に順番に発症する様子が地図に現れるはずだった。患者の世話をする医者や看護婦からも発症者が出ておらず、この病気が伝染性でないことを示していた。

研究者たちはさらに、患者が出た家（当時は、患家と記載）や周辺の家の家庭訪問を行い、そこで得たデータを分析した。魚を食べる猫が、水俣病のような症状で死んでいることも分かった。患者の家（計四〇戸）では、発症者が出た五三年から計六一匹の猫を飼い、そのうち五〇匹が死んでいた。患者の家に隣接する計六八戸を「対照」として比べると、同時期に計六〇匹の猫が飼われて二四匹が死んだ。統計分析にかけると、患者の家の猫は、隣接の家の猫に比べて、七倍近い死亡リスクだった。

家の職業も調べられた。患者の家（四〇戸）では、漁業に関係がある家が三六戸（関係ない家が四戸）と九割を占めた。対照の六八戸では、漁業に関係ある家は二〇戸（関係ない家は四八戸）と三割だった。この結果から、「漁業に関係がある家」の発症リスクは、「関係ない家」に比べて、二二倍に達することが分かった。

水俣湾の魚と湾外の魚についてそれぞれ、どのくらい食べるかを調べた。水俣湾内の魚を毎日食べる家は、湾外の魚を毎日食べる家に比べ、発症リスクが三八倍にもなった。

こうした疫学調査や病理研究などをもとに、熊本大医学部は一九五六年一一月、「伝染性疾患の可能性は極めて薄く、ある種の重金属による中毒と考えられる」と発表し、あわせて「原因は、主として現地の魚介類によるものだろう」と報告した。

患者の公式の発生から半年後に、魚の摂取と病気の関連性を明らかにしていた。原因物質についても重金属の疑いをあげ、短期間の疫学調査ながら予防対策に必要なデータを揃えていた。何よりも、水俣湾の魚を食べることと漁獲を禁止すべきだった。

無視された疫学調査

だが、熊本県や国は、熊本大の疫学調査の結果を無視した。その時の悔しさについて、喜多村教授は後年、『水俣病』（青林社刊）の中でこう記している。

「当初の疫学調査の結果、原因は水俣湾でとった魚介を反復大量に摂取することによる中毒症であると突き止めたが、その有害物質が明確に示されない限り、湾内の漁獲禁止はできないとの行政当局に憤然とした我々は、教室の全力をあげて毒物検索のための化学分析ならびに毒物実験に取りかかった」。だが、新日本窒素は有機水銀入りの工場排水の提供を拒否し、これが原因解明を長く遅らせる結果となった。今なら、行政や警察が立ち入り調査をすれば容易に入手できるのに、だれもが新日本窒素・水俣工場との関連を疑いながら、行政も警察も動かなかった。国内唯一の特殊化学品の製造工場だったからだ。

予防対策を取りたくない熊本県や国の重い腰は、筋金入りだった。その一端が『水俣病事件四十年』（葦書房刊、宮沢信雄著）で紹介されている。当時の県衛生部長だった蟻田重雄氏が『熊本日日新聞』の「この人この道」（一九七六年四月二五日）で語った回顧談だ。

蟻田部長は一九五六年一一月、厚生省科学研究班の現地調査に同行した。その時の様子について、「（患者の家で）聞いたことは、魚釣りの好きな人がボラを釣ってきた。二百匁ばかりあるのを全部食ってしまったら、その晩発病したという。その時、これは魚からきているなと思った」と言う。

同部長がこのことを県知事に報告すると、水上長吉副知事から、「蟻田さん、ああたはこれから八代より南には行かんでよございます」と言われたという。「八代より南」といえば水俣を指し、被害対策の責任者に禁足令が出されたのだ。

県が重い腰を上げるポーズを見せたのは、翌年の一九五七年七月だ。食品衛生法第四条の規定を発動すれば、水俣湾の魚介類を販売禁止できる。県単独の判断でやれることだったのに、県側は、規定の発動の可否を国に問い合わせた。厚生省は同年九月、「魚介類のすべてが有毒化しているという明らかな根拠が認められないので、食品衛生法を適用することはできない」と回答し、県は方針を撤回するという奇妙な結末で終わった。

その間も、新日本窒素は水銀で汚染された排水を出し続け、一九五八年から再び患者が発生し始めた。五八年九月に同社が工場排水の出口を、湾外の水俣川河口に切り替えたため、水俣湾の外側の不知火海にまで汚染が拡大し、被害地域の拡大を生んだ。

疫学調査の勝利、スモン病の場合

キノホルム原因説のきっかけ

行政や業界によって疫学調査の成果が軽視された典型が水俣病だとすれば、高木兼寛のように、疫学を武器に被害の拡大を阻止した好例はスモン病だろう。国内最大の薬害事件で、被害患者は一万人を超すと言われる。

一九六〇年代の日本各地で、奇妙な病気が現れ始めた。痛みとともに足の先がしびれ、鋭い痛みが足に沿って上がった。下痢や腹痛、視力障害に加え、全身を焼かれるような痛みだった。患者は地獄の苦しみを強いられ、寝たきりになった。

集団発生があった長野県岡谷市の市立病院で一九六五年一二月、厚生省の研究班の東大教授が、同県衛生部とともに実態調査をした。調査結果は、「ほぼ伝染病で間違いないと確認」と大きく報道された。奇病から伝染病へとイメージが変わっていった。患者や家族は周囲から白い目で見られるようになった。

感染説を決定的にしたのが、一九七〇年二月に『朝日新聞』の一面トップで報道された「スモンのウイルス発見」だった。京都大・ウイルス研究所の助教授が、患者の血清から新型ウイルスを発見したというもので、患者たちは絶望の淵に追い込まれた。医者からも「病気がうつる」と敬遠され、患者の家族たちは学校や近所でつきあってもらえなくなり、縁談も断られた。多くの自殺者が相次ぎ、百数十人にのぼったという。

しかし、「ウイルス発見」が発表されてから半年後、この「スモン伝染病説」は、一人の研究者の勇気によって打ち砕かれた。

新潟大医学部神経内科の椿忠雄教授（一九二二〜一九八七年）が新潟と長野で行った疫学調査によって、キノホルムが発症に関係していることが突き止められた。椿教授の調査結果は、七〇年八月、新潟県衛生部を通じて国に報告され、さらに、広く世間に知ってもらおうと新聞社にも連絡した。学者生命を賭けた行動だった。

それから一カ月後、中央薬事審議会の答申を受け、厚生省はキノホルムの販売・使用中止を命じた。その結果、スモン患者の発生は激減した。その後の動物実験でも、キノホルムがスモンの症状を引き起こすことが確認され、キノホルム原因説は確立した。

ここまでは、多くのスモン関係の本で紹介されているが、椿教授の疫学調査の背後に、「陰の功労者」の存在があったことも忘れてはならない。

東京都千代田区神田駿河台の三楽病院である日、入院中のスモン患者の世話をしていた看護婦が異変に気づいた。患者につけた尿道管（尿カテーテル）が緑色に染まっていた。この報告を聞いた医師は、解決の手がかりになるのではないかと、緑色の物質を東大薬学部に送った。「伝染するかも知れない」と加熱消毒するなどして、慎重に分析した結果、鉄分と結合したキノホルムと分かった。

スモン病の研究会で報告されたが、ほとんど関心は持たれなかった。その頃、キノホルムはありふれた整腸剤だったし、当時はウイルス説が広まっていたからだ。

椿教授の疫学調査

研究会のメンバーの椿教授は、この結果に注目した。新潟・阿賀野川で起きた「新潟水俣病」の研究をした経験があり、疫学調査の効果を知っていた。

直ちに調査を始めた。新潟県と長野県の七病院で、スモン患者たちのキノホルムの服用の有無を調べた。患者一七一人のうち一六六人が服用していた。残りの患者も、全く服用しなかったと断言できる例はなかった。キノホルムの投与後、二〜三週間で神経症状が出ることもわかった。ある病院では、開腹手術後にキノホルムを大量投与したところ、スモン病が集団発生し、投与を控えたところ発症が減ったことも分かった。

現在の疫学のおきまりの手法から見れば、患者（症例）の集団と健康な人（対照）の集団のキノホルム服用の割合を調べて比較しておらず、単なる統計と批判されるかも知れない。しか

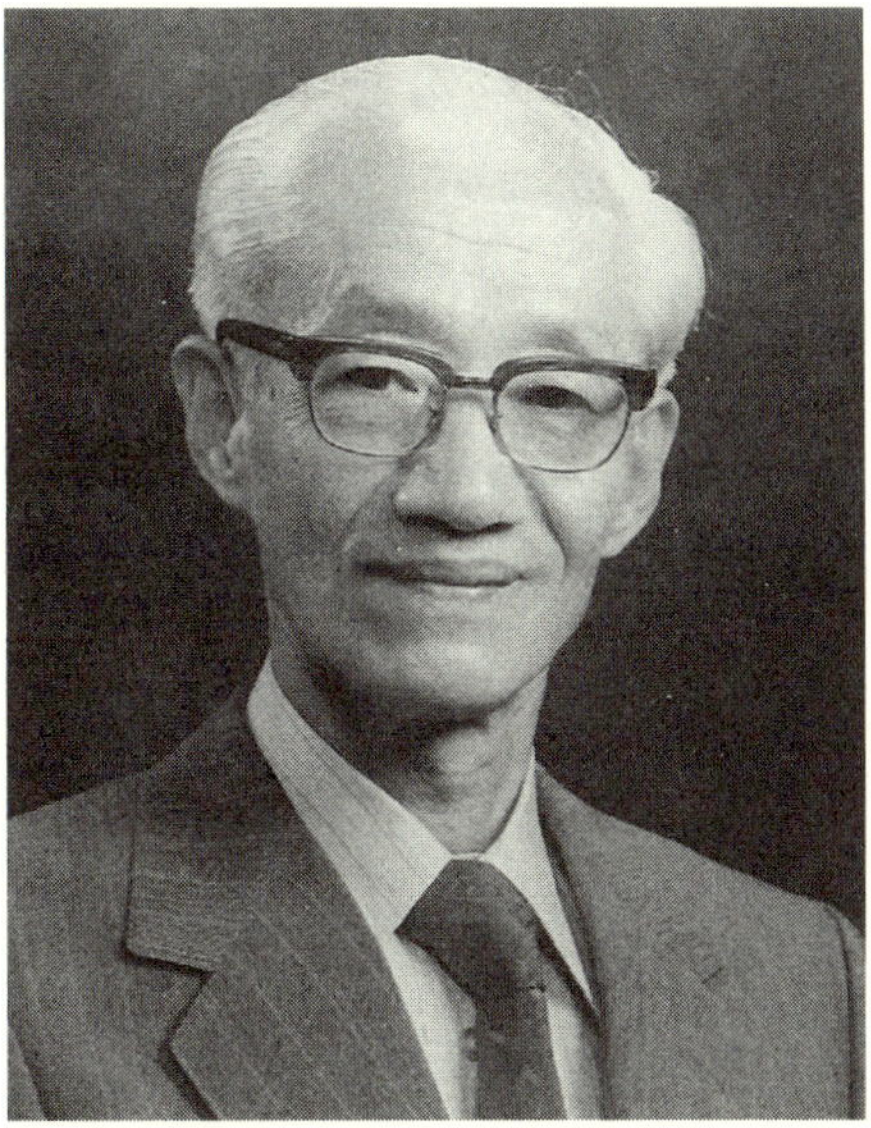

スモン病とキノホルムの関係を突き止めた椿忠雄氏（新潟大教授のころ）

し、このデータだけでもキノホルムとスモンに何らかの因果関係があると、椿教授は考えたのだった。この結果を国や新聞社に連絡した理由について、椿教授は「もし一カ月、警告が遅れると、新しい患者が六〇人増えるから」と語ったという。熊本大が行った水俣病の疫学調査や、自ら調べた新潟水俣病の経験から、この勇気ある行動が生まれたのかも知れない。

　しかし、これまでの経過を振り返ると、疑問がわいてくる。その一つが、なぜ、多くの学者までもが伝染性の病気と思いこんでしまったかだ。実は、医者の中にも「スモンはうつらない。だから隔離はしない」と説明してきた人たちがいた。その最大の根拠は、患者の世話をする家族が最も危険なはずなのに、感染しないという事実だ。

　伝染性かどうかを知る一番の手がかりは、疫学調査で最もよく使われる「スポットマップ」の作成だ。水俣病も当初、伝染病でないかと疑われたが、熊本大の研究グループが患者発生の順番を地図上で調べ、発生場所や時期がバラバラであることをつかみ、伝染病でないことを確認した。

スモン病の場合も、例えば、一九六六年の東大と長野県の共同調査の際にスポットマップを用いて詳細に調べていれば、「ほぼ伝染性の病に間違いない」などという誤った結論にならなかったはずだ。同じ病棟の入院患者で集団発生したという程度のことで、伝染性という結論を出していた。日本の医学界や行政がいかに疫学について無知であるかを、この例は示している。

実は、以前から、スモンを発症すると、便が緑色になり、舌に緑色のこけができると言われ、常識になっていた。しかも、亡くなった患者は、火葬しても骨が緑色だったという証言まである。それにもかかわらず、その原因を本格的に調べる医学者はいなかった。緑色の便というありふれた現象だけをみて軽視したのだろう。逆に、便や腸の中から、ありもしない「ウイルス」を探すのに、医学界は競争になっていた。だが、当時、脚気の予防法を発見した高木兼寛がいたなら、この「緑色」に目つけ、患者に共通する物質や環境要因がないか、患者の食事などを徹底的に調べたはずだ。

今回は、緑色の尿を疑問に思った三楽病院の看護婦の機転があればこそ、椿教授の疫学調査が実現した。高木の教えである「病気を診ずして病人を診よ」を実践したのは、医者ではなく、看護婦の注意深い観察力だった。もし、この機転がなかったら、「伝染病説」がはびこり、かつての陸軍の「脚気病菌」説のように、悲惨な被害を拡大させたはずだ。

使われない伝家の宝刀、労働安全衛生法の疫学調査の規定

国は職権で職場の疫学調査ができる

職場で病気になったり事故でけがをしたりすると、労働災害（労災）となる。欧米で最近、労災の原因として職場の電磁波が注目されている。

各種のガン（白血病や脳腫瘍など）を始め、不整脈や心筋梗塞などの心臓病、アルツハイマー病や筋萎縮性側索硬化症（ＡＬＳ）などの神経疾患、そして自殺やうつ病までも、電磁波と関連しているのではないかと、多くの疫学調査や研究が行われてきた。電磁波を浴びやすい職場でこうした病気の発症リスクが大きいことが分かってきた。

その中でも最大規模の疫学調査は、九四年の『アメリカン・ジャーナル・オブ・エピデミオロジー』に発表されたフランスとカナダの電力会社の計二二万三〇〇〇人の疫学調査だ。退職者まで追跡した調査で、電磁波を浴びやすい職場の人たちは、浴びにくい職場の人たちに比べて、急性白血病が二・三倍、脳腫瘍が一・五倍発症しやすいことが分かった。また、電磁波を

最も浴びる職場の人たちは、浴びにくい人たちに比べて肺ガンの発症リスクが三・一倍になることも分かった。

一九九九年に発表された米国の五つの電力会社の計一三万九〇〇〇人を調べた調査では、強い電磁波を浴びる職場の勤続年数が長いほど、不整脈や心筋梗塞の死亡率が高くなることが分かった。特に、電磁波を最も浴びた人たち（発電運転員や電気工など）のリスクは、不整脈で一・九倍、心筋梗塞で一・六倍になっていた。

一九九八年に発表されたデンマークの電力会社従業員の二万一〇〇〇人を調べた疫学調査では、全身の筋肉が麻痺する筋萎縮性側索硬化症（ＡＬＳ）の死亡率が、全国平均の二倍あることが分かった。この発症リスクは勤務期間が長くなるほど、増加することも分かった。この調査は、ＷＨＯの新環境保健基準でも紹介され、電磁波との関連性のメカニズムは不明としながら、感電のような電気ショックも重なって起きているのかもしれないとしている。

このような疫学調査は電力会社の協力によって可能となるが、実は、研究費用も、各国の電力会社や電力研究所（電力業界がスポンサー）から提供されている。こうしたことにも、公共の利益を優先する欧米の姿勢が現れている。

このような疫学調査を日本で行おうとしたら、果たして電力業界などは協力するだろうか。ある労働医学の研究者は打ち明ける。「一度、電力業界に協力してもらって、現場の磁界の強さなどを測り、その一部を学会で発表したことがある。すると、勝手に発表するなと厳重な抗議がきて、それ以来、そうした研究はやりたくてもやれなくなった」。この研究者に限らず国内の大学や研究機関の研究者たちは、産業界の協力が得られないからと、労働現場の電磁波の疫学調査をあきらめてきた。

研究者の一人は「最大の原因は、国が産業界に遠慮して、やる気がないからだ」と指摘する。そして、「実は、電力業界などの協力がなくても、国は法律にのっとって職権で疫学調査をすることができる」と打ち明ける。その根拠は労働安全衛生法だという。

労働安全衛生法を開くと、確かに第一〇八条の二に疫学調査の規定がある。「労働者の従事する作業と労働者の疾病との相関関係を把握する必要があると認めた時は、疫学的調査その他の調査を行うことができる」とし、事業者への質問や、必要な書類や報告書の提出を求めることができるとしている。つまり、労働環境が原因で、労働者に健康影響が出ている疑いがあれば、国は職権で調査できるという規定だ。

さらに、同法第九七条には「事業に違反がある場合は、労働局や労基署に申告できる」とあり、労働者も調査を求めることができる。

しかし、疫学調査が成功するかどうかは、病気などの個人データをいかに効率よく集められるかにかかっている。この点でも労働安全衛生法が大いに役立つ。第六六条によって、企業は社員の「定期健康診断」を義務づけられている。いったん調査に入れば、白血球数など、疫学調査に必要なデータはいくらでも集まる仕組みになっている。

ＥＵの電磁波指令

ところが、国内初の小児白血病の疫学調査が無視されたことから見ても、厚生労働省など国側が、果たしてそんな疫学調査を行うだろうか。それこそ、労働組合が率先して国や企業に求めていくテーマだろうが、そうした動きは今のところ見られない。

ところが、欧米ではすでに、労働現場の電磁波のリスクに取り組む動きが始まっている。中でも強い関心が集まっているのが溶接現場だ。車の製造・修理などでも、溶接はひんぱんに行われており、規制の動きが強まっている。

二〇〇七年四月九日に出た米国の『自動車修理ニュース』は、「電磁波はあなたの健康を害するのか」という記事の中で、こうした欧米の動きをわかりやすく紹介している。

欧州連合（ＥＵ）は二〇〇八年四月三〇日から、職場の電磁波から労働者の健康を守るため、予防原則の法律を導入する。欧州議会の「指令二〇〇四／四〇／ＥＣ」（電磁波指令）といわれるもので、欧州連合の全加盟国に適用される法律になる。

欧州連合には、労働者の健康や安全を改善する法律がある。今回の電磁波指令も、「労働現場の電磁波の短期的な曝露による心臓関係や中枢神経関係への悪影響を避ける」ことが目的と説明している。ちなみに、長期的な曝露による発ガンなどのリスクについては、「まだ科学的に立証されていない」として規制対象にしていない。

この指令は、低周波から高周波まであらゆる電磁波が規制対象で、発生源は問わない。規制の数値は二段階で、「曝露制限値」は、あらゆる条件下で決して超えてはならない。一方の「アクション数値」は、超えることがあっても直ちに違反とならないが、調査が必要となる。調査の結果、曝露制限値を超えていれば、再発防止措置を取る義務がある。

すべての労働現場に適用され、雇用主は、指令が守られていることを証明し、もし規制値を超えた場合は、労働者に医学的検査を受けさせ、再発防止措置を取ることが義務だ。

電磁波指令の実施を来年に控え、各溶接機メーカーは、溶接機を使う企業から、溶接機から出る電磁波の情報提供や、指令の適合証明を求められている。その代表例が、ダイムラークライスラーやルノー、プジョーなどの自動車メーカーという。

電磁波の健康リスクについて確定的な結論が出るのは将来のことだとしても、この電磁波指令の実施によって、予防的な対策が「実質的な世界標準」になろうとしている。

国内でも、予防的な対策に取り組み始めた溶接機メーカーがある。世界的に有名な「リンカーン・エレクトリック社」の日本支社（東京都大田区）で、同社のホームページではすでに、電磁波の危険を明記している。同支社によると、本社と同じものをそのまま翻訳したという。

「安全な溶接作業」という警告の中に、「電磁界は危険性があります」という項目を設け、わかりやすく、しかも具体的に、曝露を減らす対策を説明している。

「電流が流れると、導体の周りに局所的な電磁界が発生し、溶接ケーブルや溶接電源の周りにも電磁界を発生させる」と説明し、「溶接で発生する電磁界に曝されると、現在ではまだ知られていない健康上の問題を引き起こす可能性がある」と明記している。

曝露を減らす具体的な方法も紹介し、「溶接ケーブルとアースケーブルを一緒に配線することや、体に溶接ケーブルを巻き付けた状態で溶接することは絶対にしないでほしい」と注意している。さらに「溶接ケーブルとアースケーブルの間に体を置かないでください」と警告し、「もし溶接ケーブルが体の右側にあったらアースケーブルも右側にあることを確認して」と呼びかけている。作業者が二つのケーブルに挟まれると、両方のケーブルから出る電磁波を二重に浴びることになり、危険だからだ。

第六章　電磁波から自衛へ

呪われた町で闘う、群馬県館林市の住民グループ

低い鉄塔の周りで異変が

目に見えない電磁波を長年浴びるとどうなるのか、身を持って体験した人たちがいる。次々と住民が亡くなり、体調不良を訴える人が増えてきた。何とかしなければと住民たちが立ち上がった。地道な勉強会と署名運動によって、電力会社から発生源の高圧送電線の建て替えを勝ち取った。

群馬県館林市・多々良沼近くの住宅地の一角で、送電線の鉄塔の建て替えを求める署名運動が始まったのは〇六年春だった。それから半年後の〇六年一二月、東京電力は、地元自治体の館林市を通じて、鉄塔を建て替える方針を住民グループに伝えた。

その住宅団地を訪ねた。道路の上を通る六万六〇〇〇ボルトの送電線の鉄塔が、団地の二〇〇メートルほどの区間だけ、低くなっている。

鉄塔の間に垂れ下がった送電線の高さは一二メートルほどしかない。そばの住宅の屋根と比

べると、送電線の一番下までは二、三メートルほどしかない。東電によると、一九六四年の建設以来、建て替えられていない。以前は農地の真ん中で、区画整理によって住宅が次々と建てられた。

電線が垂れ下がった区域の手前の鉄塔は四年前に建て替えられ、地面までの高さが倍以上の

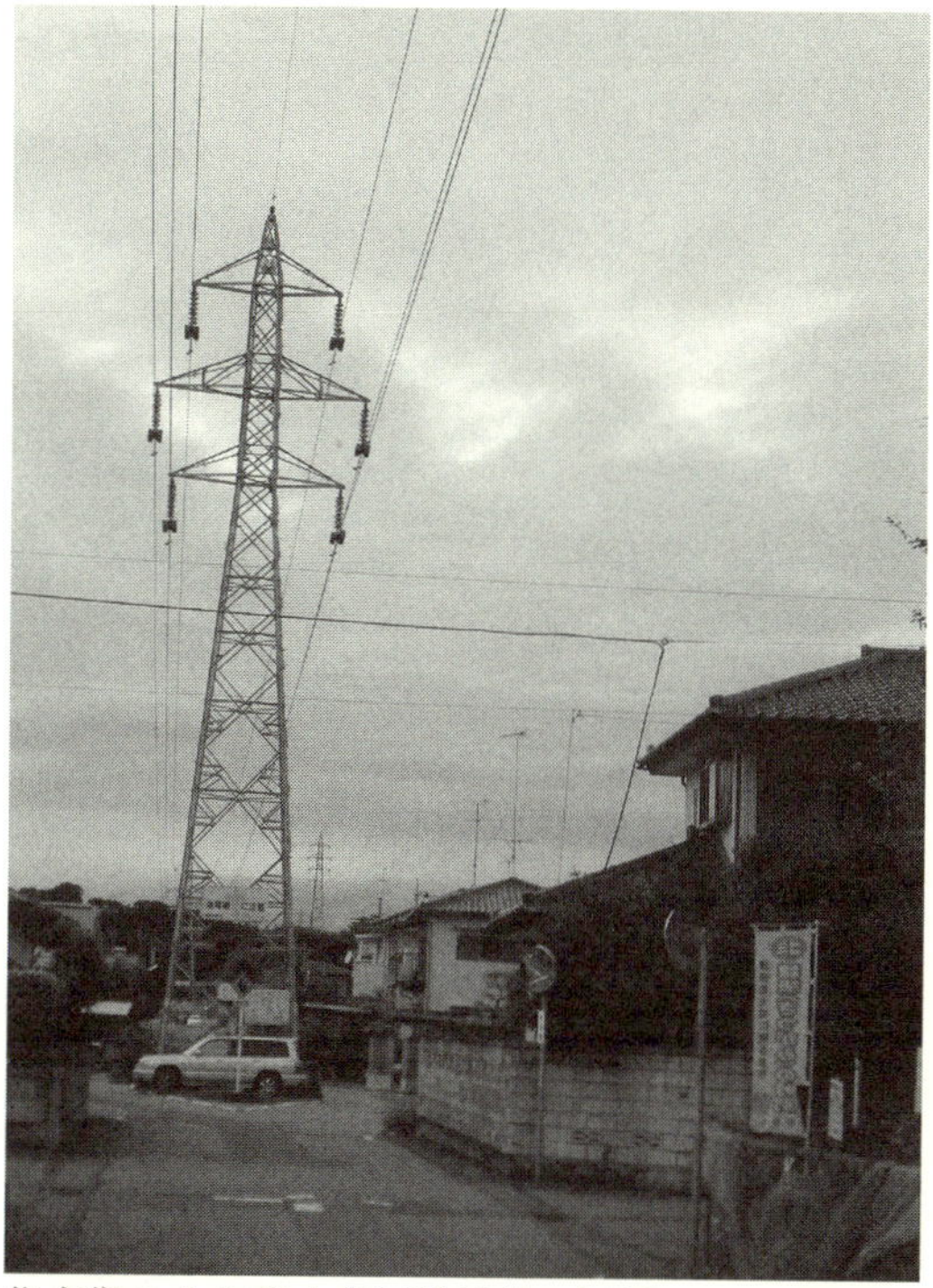

住宅街の中を貫く高圧送電線。周辺でガン死や体調不良の人が相次ぎ、住民運動が起きた＝群馬県館林市内で

約三〇メートルになった。住民たちは「次はここの鉄塔も」と期待したが、音さたがないままだった。「あの鉄塔並みに高くして欲しい」というのが住民らの願いだった。

以前から、低い鉄塔のまわりの一〇〇戸足らずの住宅地で異変が起きていた。ガンで死ぬ人が相次ぎ、体調の悪さを訴える人も多かった。「呪われた町」ともうわさされた。

鉄塔の前に住む竹中清江さん（六三）も、一〇年近く前から体調が悪く、思い切って町内会で訴えた。自分や家族の症状を説明しながら、「こんな症状の人がいませんか」と呼びかけた。すると、「私も同じよ」と次々と具合の悪さを訴える声があがった。「みんな、電磁波による健康被害に不安を持っていました」。署名運動が始まった。送電線が垂れた地域の住民を対象に主婦らが歩き回った。二〇〇人分が集まった。署名集めに加わった主婦（四九）は「署名を断られたことは一度もなかった」と話す。以前から動悸や息切れで悩んでいるという。

署名集めに歩く中で、予想を超える実態が分かった。竹中さんの隣組だけでも、過去五年以内に五人が死亡した。〇五年一月に、隣同士の夫がそれぞれ死亡した。一人は四〇代で、太田市の県立がんセンターで死亡した。もう一人も五〇代前半で、一週間後に心筋梗塞で死亡した。署名運動の最中に、近くの五〇代の主婦が乳ガンで死亡した。ほかにも、心筋梗塞で死亡した人や心臓発作を起こして心臓に人工弁を入れた人もいた。ある主婦は「夜も心臓が苦しくて仕方がない。胸が苦しくて起きていられない」と訴え、救急車で運ばれた。竹中さんと同じ一九八二年頃に新築した一家は、住み始めて五年ぐらいで妻が乳ガンで死亡した。夫も脳梗塞となり、家を売って介護施設に入ったという。

二〇〇人分の署名が集まり、署名を添えた陳情書を〇六年六月、住民代表が東京電力太田支社に届けた。群馬県内を統括する東電群馬支店によると、送電線の建て替えで陳情書が出たのは、県内で初めてだろうという。

同年七月下旬、東電の太田支社と群馬支店から二人が地元を訪れた。竹中さんたちによると、二人は「皆さんの具合の悪いことと送電線の間に因果関係を認めるわけにはいかない」と言い、電磁波の安全性を紹介する同社のパンフレットを置いていった。

主婦たちは納得できなかった。住民運動は、館林市の九月議会でも取り上げられ、健康被害が出ていると議員が訴えた。市側は「電磁波は重要な問題ととらえなければならない」と答弁し、東京電力に対し早急に送電線の高さを上げるよう要望した。同市環境課は「電磁波の健康影響を示す研究もあり、予防原則の立場から要望をした」と説明する。

住民の要望で鉄塔建て替え

三カ月後の〇六年一二月、東電太田支社は、問題の鉄塔二基を建て替えることを決め、館林市と地元住民に伝えた。「電磁波の健康影響の問題はない」とした上で、「鉄塔の老朽化もあり、住民の要望に応えた」としている。同支社は「平成一九年度の中期設備計画の中で予算化し、二〇年度までに完成したい」と説明する。建て替え方法については、現在の鉄塔のかさ上げを含め、住民側の納得の得られる方法でやりたいとしている。送電線や鉄塔は市道の上を通るため、市側も、現地で電磁波測定をするなど、実態調査を行っている。

住民の署名運動がきっかけで、送電線が建て替えられるのは群馬県内で初めてだが、全国的にも極めて異例だ。解決の方向が出て、竹中さんら住民側はホッとしている。

「初めのころは、東京電力にいくら訴えても、こっちが気違い扱いされました。一〇〇〇ミリガウスまでは健康だという。冗談じゃないですよ。電磁波は目に見えないし、煙もない。電磁波の本を何冊も読んで、学習会を開きました」と振り返る。

竹中さんにとって、この二〇年ほどは、ある意味で送電線との苦闘だった。二五年前に会社員の夫、その母、一人娘とともにこの住宅団地に住み始めた。そのころはまだ、電磁波の健康影響は全く問題になっていなかった。

送電線にかかわるきっかけは、夫の母親の体調悪化だった。八六歳で死亡するまで、パーキンソン病やリュウマチ、膠原病などで寝たきりだった。

「夫の母は、ここに移ってきてから三年目で寝付くようになった。体がフワフワして仕方がない、体がビリビリする、電気をあてられているみたいだと訴えた」と言う。「ここに移ってくるまでは元気な人でした。これが悪い、これが悪いと鉄塔を指して言っていた。何で、こんなところに土地を買ったとも言われました」。一三年間も寝たきりの末、一九九八年に亡くなった。

当時の電磁波の強さは不明だが、亡くなった翌年に東電を呼んで電磁波を測定してもらった。当時の書類が残り、「平成一一年九月一〇日」とある。鉄塔に近い一階の玄関で一四・六ミリガウスあり、母が寝ていた二階の部屋は一二・七ミリガウスだった（東電は二〇〇一年に高圧送電線の配列の変更〔逆相配列〕を行い、測定値がやや下がった）。

竹中さんは「私も苦しくなり始めた頃で、夕方になると、不定愁訴みたいになった。息ができない、深呼吸ができない、ハーハー言っていました」。

竹中さんは転居も考えたが、今の家が売れなかったという。自衛手段として電磁波対策になるものは何でも取り入れてきた。炭を五〇キロも床下に入れた。電磁波を防ぐため、送電線に面した外壁をアルミ板で覆った。三〇〇万円もかかったという。

自分だけでなく、家族の健康が心配だからだ。一人娘が中学生の頃から、疲れると紫斑病が出ていた。病院で診てもらうと、「血小板の凝固作用が悪い」と言われた。保育士となって自宅通勤し始めてからも、時々、症状が出ることがある。

長女は〇歳の時に引っ越してきた。送電線の鉄塔の下でよく遊んでいたという。症状について「中学一年の冬のころでした。最初に足の付け根が痛くなり、次の日に手の平大のアザが太ももの内側やふくらはぎにできた。冬休みでしたが、歩けないほど痛かった」。「ぶつかったわけでもないし、何だろうと思った」。整形外科に行ったが、原因は分からないと言われた。一〇日ほどでスーッと消えたという。

同じ症状は、一緒によく遊んだ近くの子供にも中学生の頃から出始めた。いま、この女性は入院しているという。

長女が当時寝ていたのは二階の奥だった。送電線に近い手前には祖母が寝ていた。それ以来、毎年、冬になるとアザが出てきた。三年前にも症状が出た。その症状について「幼稚園の衣装を作るので忙しかった。アザが左足の裏に出た。過呼吸を起こし、息を吐けなくてヒーヒー言っていた」と言う。

二年前から症状が出ていない。その夏から、母の薦めでカテキンを飲み始めた。「調子はよいです。体調を崩しやすかったが、風邪もひかなくなった。冬には若干痛いと思う時があったけれど、アザは出なかった」。

竹中さんは「医者はあてにならないので、自分で直すつもり。ビタミンや健康食品を取るようにして、娘にも飲ませている」と言う。竹中さんら住民運動のグループは今も、電磁波問題の勉強会を続けている。仲間の一人は若い頃、四国電力に勤めていた。「その人は蛍光灯を使わないし、電子レンジも使わない。電力会社には電磁波の安全性のマニュアルがあり、お客様相談窓口の人はそれを使って教育されているそうです」。記憶力の低下が心配という竹中さんは「何とか、ハチの一刺しをしないと気がすまない。生き証人として、生活者の視点で電磁波の安全に取り組みたい」と話す。

三つ編みの電線で磁界を大幅カット、藤沢市の会社員の場合

テレビの画面が揺れる

電磁波を出すのは、鉄塔が目立つ高圧送電線ばかりではない。住宅地の道路沿いに張り巡らされた「配電線」の影響の方が予想以上に大きい。全国の総延長は六八万キロあり、地球を一七周するほどの長さだ。

高さ十数メートルの電柱に三本一組の電線が張られ、そこに六六〇〇ボルトの高圧電流が流れている。電柱の変圧器で一〇〇ボルトまで下げられ、引込み線で各家庭に送られる仕組みだ。

配電線の高さは三階建ての建物と同じ程度で、そばに配電線が通っていたら、強い電磁波を直接浴びることになる。神奈川県藤沢市のマンションに住む大手電機メーカーの会社員もそのひとりだった。

電磁波の異常に気づいたきっかけは、テレビの映りが突然悪くなったことだ。「ケーブルテレビなので、アンテナの向きや電波障害で映りが悪くなることはありえないし、変だなと思い

ました」。窓の外をみると、三本ペアになった太めの電線が上下二回線で、窓のすぐそばを通っていた。「確か、以前はこんな送電線はなかったのに」と思い、東京電力の藤沢支社に問い合わせた。

東電の説明によると、湘南台地区の電力需要の増加に対応するため、その直前に回線を増設した。六六〇〇ボルトの電線が窓から三メートルのところを通ることになった。

会社員は二〇〇二年六月一〇日、支社を統括する神奈川支店に電話をかけ、テレビのことを説明した。一週間後、社員が立ち会って画面の揺れを確認した。画面の変色もあった。

さらに一週間後、東電は部屋の磁界を測定した。出窓付近で二四・九ミリガウスあった。画面が揺れるテレビの付近でも、一八ミリガウスあった。

東電は「テレビ画面への影響をなくすには一五ミリガウス以下が望ましい」と説明し、「当社の配電設備が原因で、テレビ画面の不具合が発生している」と認めた。

対策として東電が最初に提案してきたのは、テレビを特殊な金属板（アモルファス）で覆うやり方だった。だが、会社員はこの提案に応じなかった。

「テレビがおかしくなった頃から、寝る時に目がチカチカした。目を閉じると、頭に青い光のようなものがひらめくのを感じた」。電子レンジと二五インチのテレビも故障し、買い換えた。電子レンジは背面でバチバチと光り、作動しなくなった。テレビも画面が急に暗くなり、ほとんど映らなくなった。コンピューター関係に詳しい会社員は、いずれも電磁波の影響では

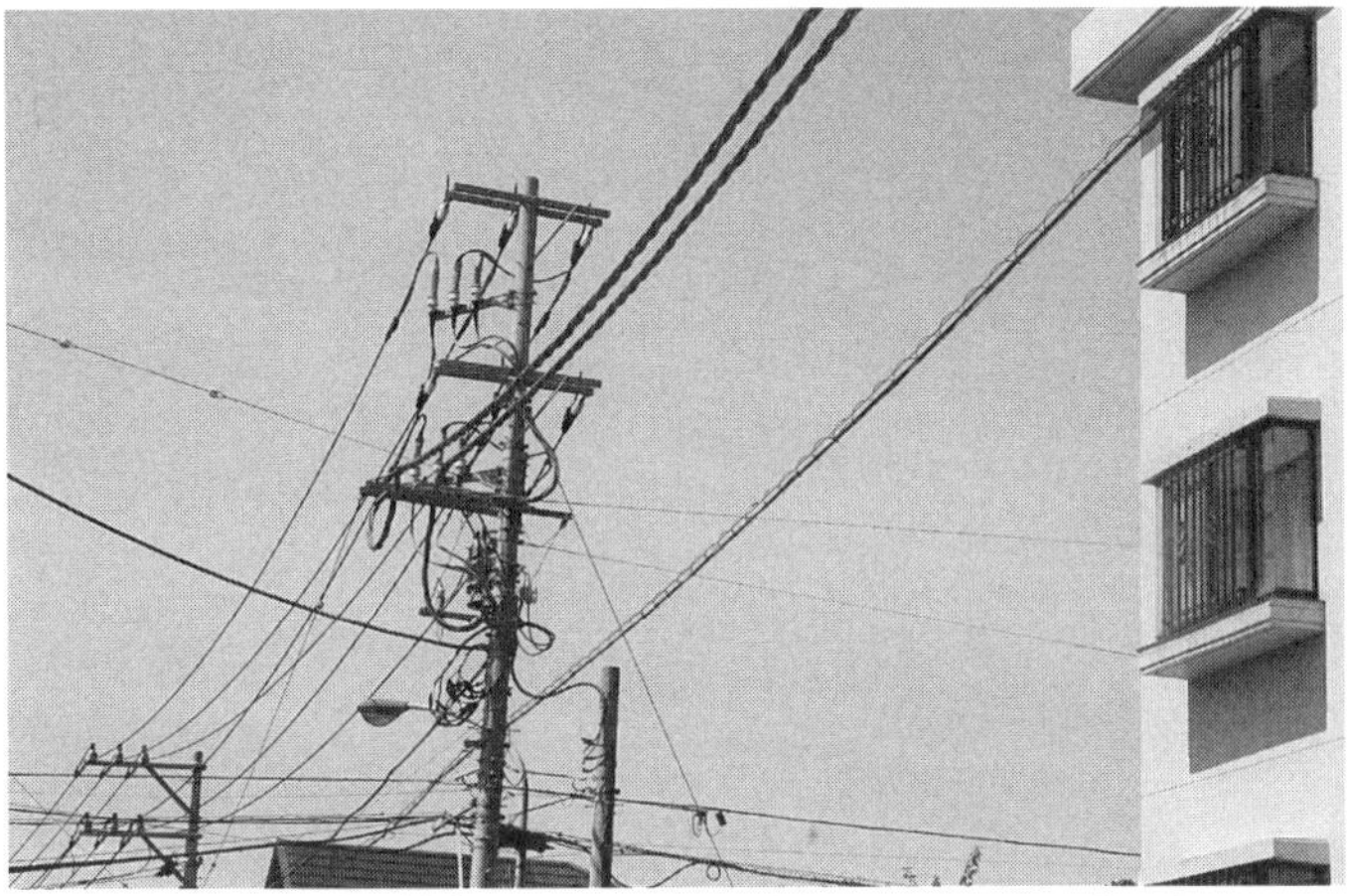

上下二組の配電線（奥）が二本の三つ編みケーブルに変わり、マンション（右）内の電磁波が10分の1に減った＝神奈川県平塚市内で

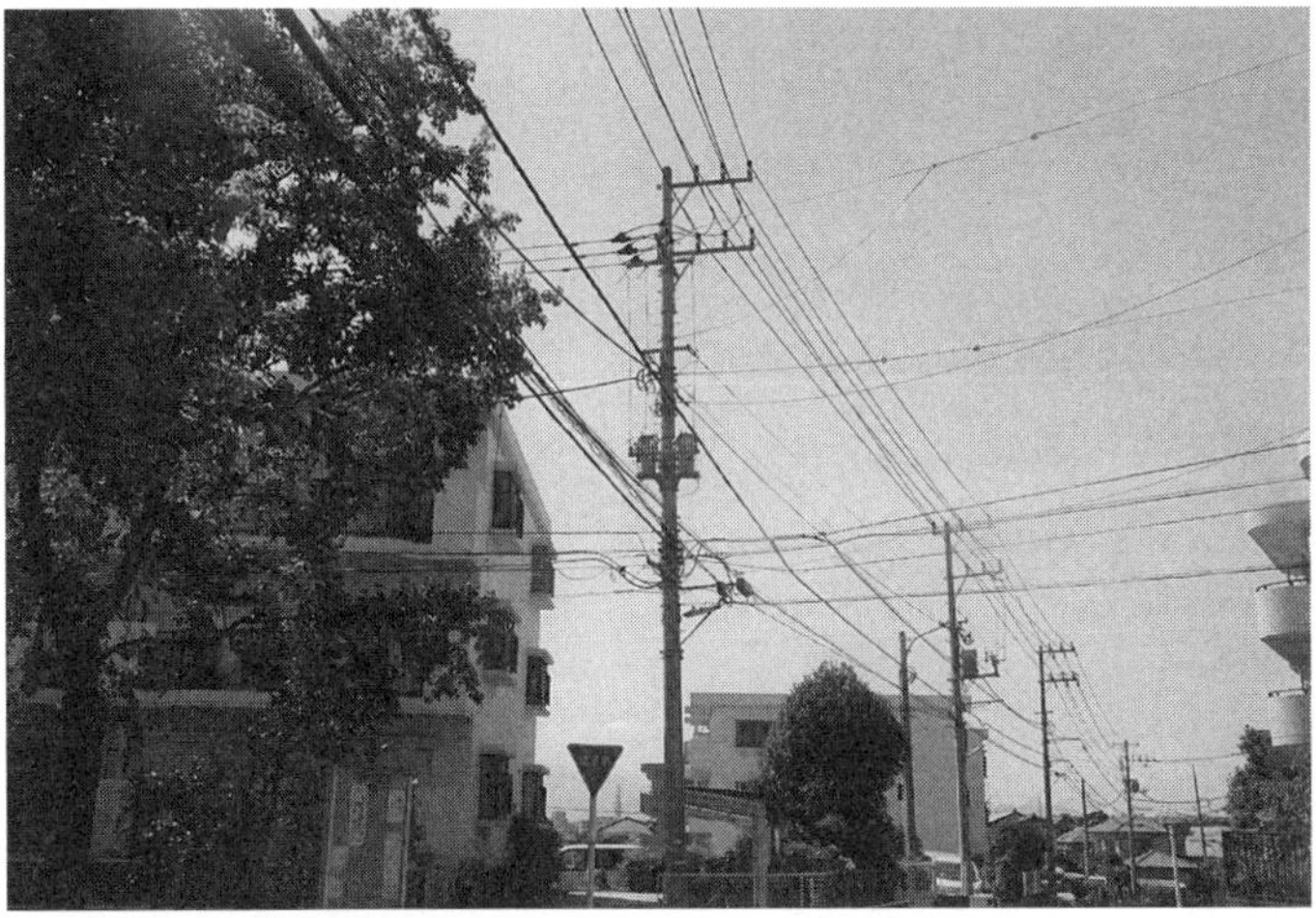

従来通りの配電線が通るマンションの前では、20ミリガウスを超す場所もある＝神奈川県平塚市内で

ないかと思った。

「健康上のことを言うと、相手が応じないのは分かっていた。あくまでもテレビ画面の障害を理由にして交渉した。本当は健康の心配があったから、アモルファスで覆うことでは解決にならないと考えて断りました」と打ち明ける。

「もっと抜本的な対策をしてほしい」と交渉を重ねた結果、「ケーブル化」というやり方が決まった。東電では、テレビなどの障害の苦情があると、「磁界障害調査依頼受付・測定表」という一覧表に基づいて交渉する。対応の仕方には様々あり、障害が出ている機器の位置を変える最も簡単なやり方から、会社員に最初に提案された「アモルキット」のほか、規模の大きな対策として、送電ルートの変更、特殊な枠を使って電線を外側に張り出す「アーム化」などとともに、今回の「ケーブル化」が挙げられる。

この「ケーブル化」こそが、実は電磁波を劇的に減らせる方法だった。三本ある配電線の各電線の電流（三相交流）は位相がずれており、電線をひとまとめにすれば、各電線の電磁波が互いに打ち消しあうことになる。密着すればするほど低減するので、三つ編みにするやり方が最も効果的だ。

会社員に当初、東電が示した案では、「改修後の電磁波の測定値は、シミュレーションの結果、出窓で一五・七二ミリガウスに、テレビの位置で八～一〇ミリガウスになると想定される」と説明していた。余り下がらないような言い方だったので、再度、「本当に影響がなくなることを期待できるのか」と聞くと、十日後に東電の技術者は「三つ編みにした場合のシミュレーションの値と実測値の間には大きな差が出る」と言い直し、工事後は一〇ミリガウス以下になる見通しとなった。改修工事は二〇〇二年九月一九日と決まった。会社員は、改修工事の前後の変化を確かめようと、部屋の出窓で電磁波の測定を続けた。

当時の測定記録によると、八月一二日（二〇時五五分）は四一・七ミリガウスで、工事前日の九月一八日（一九時二四分）は二八・三ミリガウス、当日の九月一九日九時三〇分でも一九・七ミリガウスあった。

ところが、工事が終わった九月一九日一二時四〇分の測定値は一・四ミリガウスとなり、激減した。翌日以降も同じ状態が続き、四日後の九月二三日（一九時二二分）でも二・七ミリガウスだった。

出窓よりも離れた部屋の内側では、測定値はさらに低かった。テレビが正常に戻り、会社員自身も、以前のように頭に青い光を感じる現象に悩まされなくなった。マンションの外に出ると、送電線が三つ編みになっている区間は、会社員の住むマンションの前の区間だけだった。同様に配電線が窓をかすめるマンションが近くにあるが、苦情がないのか、そのままだった。

「ケーブルの三つ編み化」で電磁波は劇的に低減するが……

この例で分かるように、電磁波を大幅に減らせる最善の方法が「ケーブルの三つ編み化」だが、電力会社は様々な理由をつけて、この工事をやりたがらない。いったんは工事に応じながら、拒否した例もある。

東京都調布市の主婦も同じ年に、苦い思いをさせられた一人だ。話を聞くために、甲州街道沿いにある三階建ての家を訪れた。三階の窓のすぐそばに三本組の配電線が張られている。

主婦によると、電磁波のことが心配になり、東京電力に頼んで電磁波を測定してもらった。すると、三階の子供部屋の机の位置で三・八ミリガウスあった。最大値は、屋上のベランダ周辺で八・二ミリガウスだった。

二〜四ミリガウスでも小児白血病の発症リスクが高まるという疫学調査のことを、消費者関係の雑誌で読んでいたので、主婦は「電磁波の値を下げる方法がないかしら」と東電の社員に相談した。すると、「電線を三つ編みにすれば電磁波を低減できます。電柱の間だけを三つ編みにする費用は六万円程度でしょう」と説明されたという。

工事費を自己負担しても電磁波が減るならと、改修工事を依頼した。ところが、その夜になって東京電力から「工事には応じられない」という電話が入った。主婦が納得できないというと、上司とともに説明に来た。「電線の三つ編み工事は、建物と電線の間に必要な距離が取れない時に行うもので、電磁波を減らす理由では行えない」というのだった。

主婦は、電磁波の記事を載せた雑誌の発行元『日本子孫基金』に電話をして相談した。雑誌の担当者が東電に照会すると、「配電線からの磁界レベルが健康への影響を与えるとは考えられない。磁界は家電製品からも発生しており、生活空間の磁界がすべて配電設備に起因するものではない」などと説明し、さらに「電線を三つ編みにしても、一概に磁界レベルが低減されるとは限らない」という回答文が調布文社から届いた。再三、交渉を重ねたが、結局、他の多くの例と同じように、この主婦も三つ編み工事をしてもらうことはできなかった。

屋内配線の恐怖、マンション床下や天井から強力な電磁波

三路スイッチの落とし穴

部屋の床下や天井裏に「電磁波の恐怖」が潜んでいる。電線を節約しようとしたり、電気工事業者が無知だったりしたのが原因で、電磁波の漏れが急激にふくれあがり、室内に充満している。こんなマンションやオフィスが全国各地に生まれている。オール電化やOA化などで建物の高機能化が進む一方で、これまで盲点だった深刻な事態を報告する。

福岡県内で見つかったマンションもその一例だ。二五六世帯が住むマンションの一室である日、住民が測定器で電磁波を測ると、そばに高圧線などの発生源もないのに、部屋中に電磁波が充満していた。

心配になって専門家に来てもらって調べると、部屋の四分の一で〇・四マイクロテスラ（四ミリガウス）を超えており、最大値は一・八マイクロテスラ（一八ミリガウス）あった。部屋の中央で電磁波の強い区域が見つかり、縦横三メートルほどのホットスポット（磁場の強いとこ

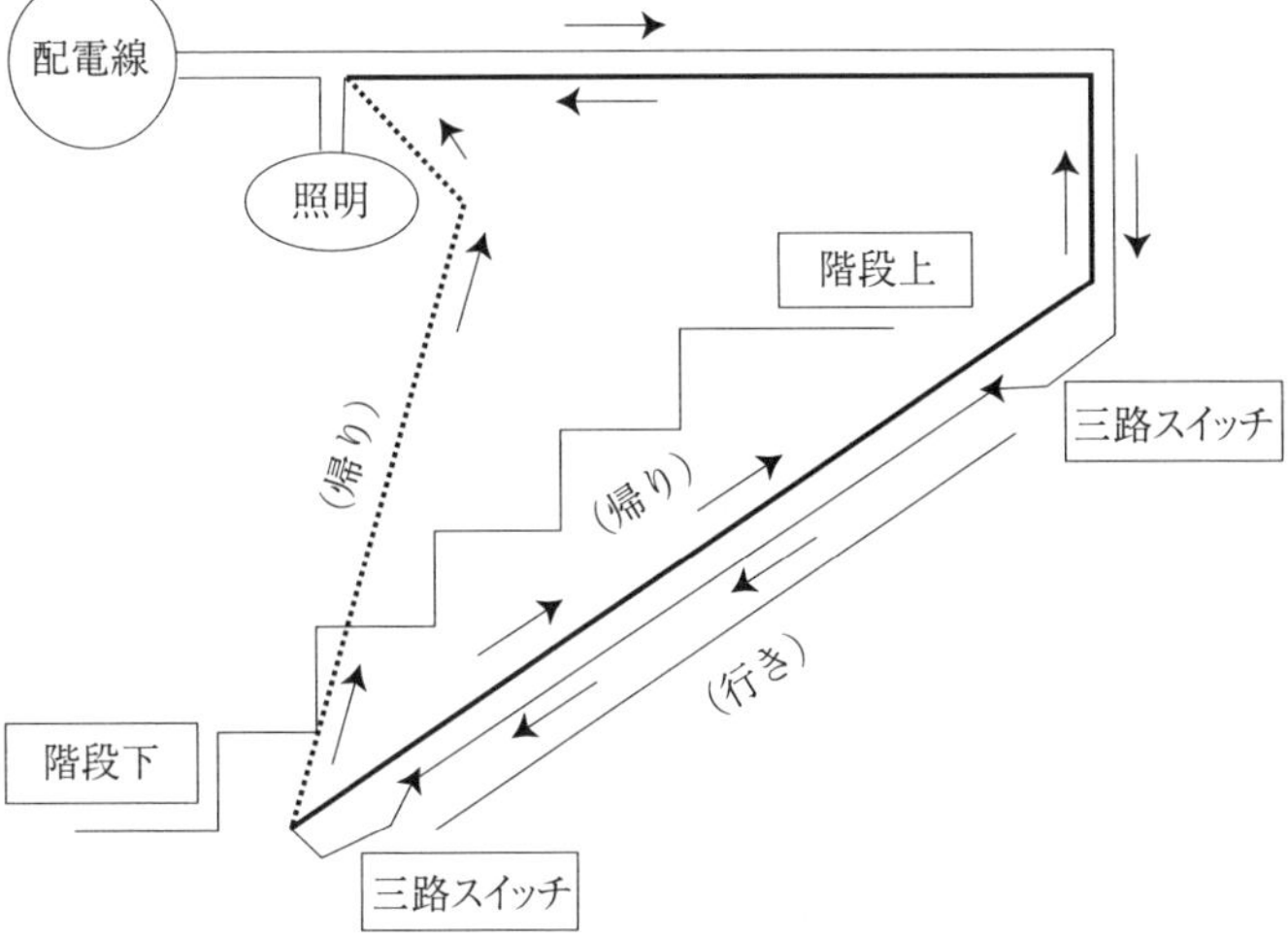

照明用の三路スイッチ（階段の上と下にそれぞれある）配線図

「帰り」の電線が太い実線のように配線されていると、「行き」と「帰り」の電線がくっついているので、電磁波は互いに打ち消しあう。太い点線の配線だと、別々に離れた電線の電磁波は打ち消されないまま、室内に充満する。

ろ）になっていた。

さらに、奇妙な現象が見つかった。床から離れるにつれて電磁波が弱まりながら、途中から再び強くなり始め、天井で最も強かった。専門家らは考えた。「天井裏と床下に何かがある」。マンションの電気配線図を入手して調べると、そこには、一〇〇ワット程度の照明器具二つ分の配線しかなかった。普通なら全く問題とならない配線のはずだった。

なぜ、こんな強い電磁波が発生するのか。調べていくと、犯人は、「三路スイッチ」の配線の誤りだった。三路スイッチは「優れもの」のスイッチだ。照明器具などを別々の場所から点けたり消したりできる。たとえば、広い部屋の両端だけでなく、階段下で電気をつけて二階に上がってから消すこともできるので、多くの家庭やオフィスで続々と採用されている。

こんなスイッチの配線がなぜ、強力な電磁波の発生源になるのか。電気工事業者さえも知らないメカニズムを解明したのが、九州女子大・栄養学科の森山耕成教授と九州大大学院・システム情報科学研究院の吉富邦明准教授らだった。詳しい内容は、電磁波関係の国際誌『バイオエレクトロマグネティクス』（二〇〇五年、第二六号）に紹介されている。

原因不明の電磁波の発生のメカニズムを知るには、簡単な原理を理解する必要がある。電流が流れる電線の周囲に電磁波が生まれることは、どんな電磁波の本にも書かれている。だとすれば、オフィスや居間のように電気製品があふれる部屋では、そこら中にある電気コードから出る電磁波で充満しているはずだが、実はそうはならない。

もう一つの原理、「電磁的平衡」のおかげだからだ。電気製品のコードは、二本の電線を流れる電流の向きが互いに逆だから、「行き」の電線から出る電磁波と「帰り」の電線から出る電磁波の波長の向きも逆になり、お互いに打ち消し合ってくれる。昔から電気コードは二本の電線を合わせ、ビニールや布で被覆してきた。電線がからまらない利点があるだけでなく、おかげで電磁波も閉じこめられてきた。

ところが、問題のマンションでは、三路スイッチの配線は一本ずつ引き離され、壁や天井の中を別々に通されていた。それぞれの電線から出る電磁波は部屋の中に広がってしまい、配線で四角く囲まれたところがホットスポットになったというわけだ。

吉富准教授らは、三路スイッチの配線を手直しして二本の電線をひとまとめにした。すると、電流の流れが互いに逆方向となり、室内の電磁波はほぼゼロに下がった。

規制なく野放しの屋内配線

マンション内には、今回と同じ配線の部屋は一二四戸もあった。三路スイッチの誤った配線が多いことについて、吉富准教授らは「電磁波問題に危機感のない日本では、屋内配線をひく際、電磁波の発生を抑える配慮をしていないためだ」と警告している。

このことを電気工事業者に伝えると、驚くべき答えが返ってきた。「三路スイッチの配線をどうすべきか、電気工事関係の規則（経済産業省令の「電気設備技術基準」）には、どんな規制もないんです。だから、業者は天井や壁とかの様子を見て、工事をやりやすいように電線をひいている」というのだ。

実は、今回のような問題は、木造や鉄骨造りの建築工事では起きにくいという。部屋の壁を張る前に電気工事をやれるので、電線が二本並んだ平たいプラスチック製ケーブル（Ｆケーブルという）を、天井や壁の上を思い通りに引くことができる。これが「転がし配線」という方法だ。

ところが、マンションやオフィスビルなどの鉄筋コンクリート造りだと、自由に配線を引くことはできない。コンクリートを打ち込む時に、配線を通すためのプラスチック管（ＣＤ管という）も一緒に埋め込まれるからだ。埋め込まれたＣＤ管は屈曲しており、電気工事業者は配線を通すのに苦労する。「平たいＦケーブルだと中を通りにくいので、代わりに、電線を一本ずつバラバラに通すのが普通のやり方だ」と業者は打ち明ける。

バラバラに電線を引くと、電線の長さを節約できる利点もあるという。しかし、行きと帰りの電線は別々のルートを通ることになり、電磁波は打ち消し合うどころか、その間に挟まれた場所では、電磁波は数百倍にもなる。

電気工事業者は「電気配線のやり方次第で、こんなに強い電磁波が出るとは知らなかった。おそらく、日本中のどの業者も知らないだろう」と驚く。

鉄筋コンクリート製のマンションやオフィスビルの多くで、電気配線は一本ずつ配線されて

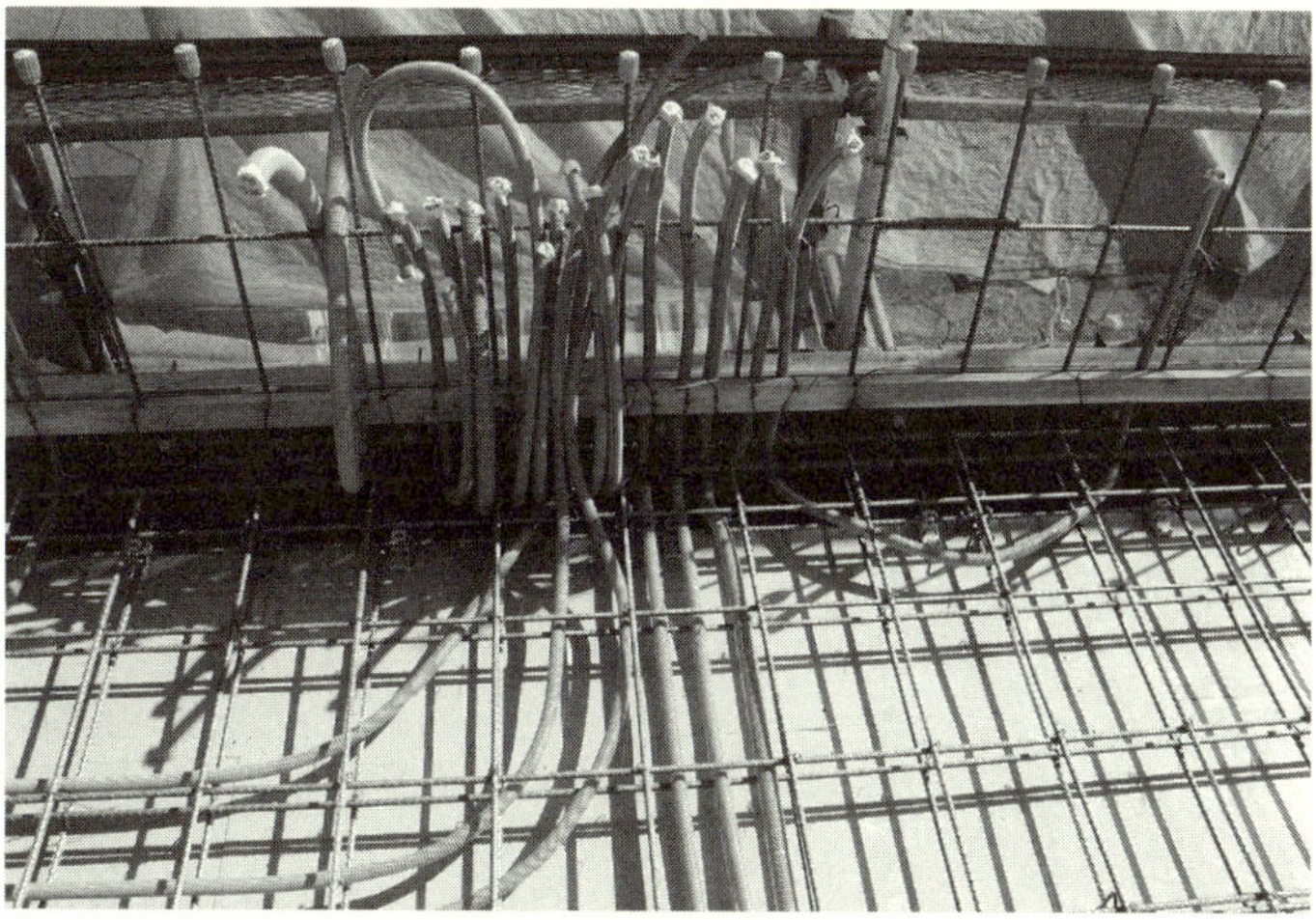

コンクリートとともに埋め込まれるCD管。マンションなどの電気配線用に利用されるが、思わぬ電磁波の発生源となる。

いるという。三路スイッチに限らず、床下や天井裏からわき出す電磁波の問題はどこでも起こっている可能性がある。コンクリートは電磁波を全く遮断できないからだ。

今回の調査をした吉富准教授らの研究グループのその後の調査によると、マンションに限らず、病院などのビルの床からも、強い電磁波が出ているところを確認しているという。

以前は、一般家庭の屋内配線の長さは一〇〇メートル程度だった。ところが、電気の利用が増える中で、屋内配線は数倍に増えている。オフィスビルも同様だ。専門家は「現代人は電気コードの鳥かごの中にいるようだ」とたとえるほどだ。配線は壁や天井、床の内部に隠れているため、今回のように電線が一本ずつ配線されていても、誰にも分からない。

増え続ける屋内配線から出る電磁波の問題は、最近、欧米でも大きな問題となりつつある。二〇〇七年四月に英国の政府諮問委員会「ＳＡＧＥ」がまとめた報告書でも、英国の一般家庭が受ける電磁波の発生源は、平均して、三分の一が高圧送電線からで、三分の一はこの家庭内配線や電気設備の配線ミスが原因だと指摘する。あとの三分の一は変電設備や道路下の送電ケーブルから出ているというのだ。

特に屋内配線の電磁波対策として、報告書は「行きと帰りの電流が、同じケーブルの中を互いにくっついて流れるようにすることだ」と指摘し、配線方法が悪いと電磁波は数百倍に増えると警告している。吉富准教授らが論文で指摘したように、スイッチの配線についても同様の問題が起こると指摘している。

今回の異常電磁波の問題は、これまで業界も行政も全く気づかなかった盲点の分野だ。マンションやビルなどの床下や天井裏にどんな屋内配線が引かれているのか、早急に調べる必要がありそうだ。慢性疲労症候群や引きこもりなど、原因不明の病気や症状に悩まされる住民や社員にとっても、改善の手がかりになるかもしれない。

電磁波カットの電気製品の開発に新しい動き

電磁波カットの電気毛布

電磁波の健康リスクを認めたＷＨＯの新環境保健基準が二〇〇七年六月に発表され、神経をとがらせているのは、電力業界ばかりでない。これまで電磁波対策を取ってこなかった電気製品業界もしかりである。電磁波対策の製品かどうかで、消費者の購買行動が変わる心配が出てきた。さらに、製造・販売した製品から出る電磁波が健康被害をもたらした場合、今後は製造物責任（製品の欠陥で消費者が損害を受けた場合、メーカーは無過失でも賠償責任を負うこと）を問われかねないからだ。

電磁波対策でこれから最も関心を集めるのは、何と言っても、ＷＨＯの新基準が名指しで電磁波低減を勧告している電気毛布だろう。最初に電気毛布の危険性を指摘したのは、一九七九年に世界で初めて小児白血病の疫学調査結果を報告した米国のワルトハイマー博士だ。一九八六年には「電気毛布と流産」を発表し、その中で、妊娠初期に電気毛布を使うと流産や異常出産のリスクが高くなると警告した。

その後も同様の研究報告が続き、一九九〇年には、米国の有名な疫学者のサビッツ博士が「妊娠中に電気毛布を使用した女性から産まれた子供の脳腫瘍が、電気毛布を使用していなかった母親の子どもに比べて二・五倍に増加した」と発表した。電気毛布は一晩中、体に密着して使うので、反響は大きかった。マスコミの報道も相次ぎ、米国では電気毛布パニックが起きた。売り上げが激減し、電気毛布メーカーは直ちに改良製品を発売し始めた。電磁波を数十分の一に減らした対策品でないと売れなくなった。

どのくらいの電磁波が出ているのか。米国の環境保護庁（ＥＰＡ）は九二年、一般の電気毛布と電磁波カットのものを比較した実験結果をパンフレットにまとめて公表した。一般の電気毛布は、毛布の表面から五センチの距離で測ると三九・四ミリガウス（ピーク時）で、平均値でも二一・八ミリガウスだった。電磁波対策をしたものは、同じ五センチの距離では二・七ミリガウス（ピーク時）で、平均値は〇・九ミリガウスだった。電磁波対策によって二〇分の一ほどにカットされていた。

このデータがマスコミなどで広く知らされた。欧米では電磁波対策をしていない電気毛布は、買う人もいなければ売ろうとするメーカーもなくなった。

しかし、日本ではこれまで、電気毛布に限らず、電磁波対策をした製品はほとんど販売されてこなかった。中には、電磁波カットをうたい文句にして、業界からつまはじきにされた例も

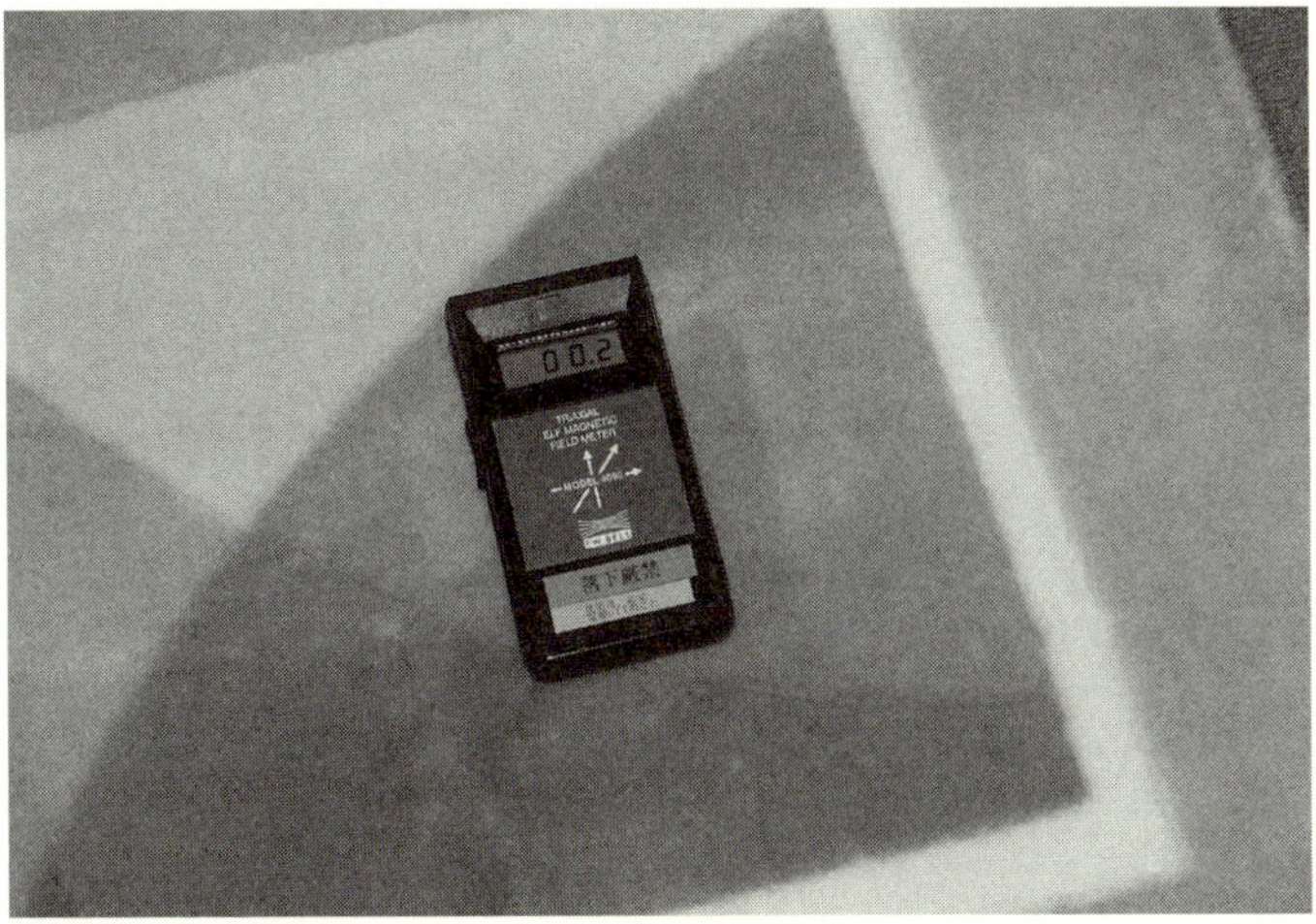

電磁波カットの電気カーペット。従来品に比べて数百分の一に低減している（数値は0.2ミリガウス）＝神奈川県川崎市内で

ある。数年前にこんなことがあった。電磁波問題に取り組んできた住民団体のもとに、ある電機メーカーの課長が訪ねてきた。電磁波カットの新製品を売り出したら、「電磁波の健康影響を宣伝するのはやめろ」と担当官庁から言われたとこぼした。そのメーカーはその後、広告で電磁波の有害性を言わなくなったという。

それでも、最近は、電気カーペットを始め、電磁波カットを宣伝する製品も増えてきた。どのくらいカットできるのか、国内で最初に電磁波対策の電気カーペットを開発した「富士通ゼネラル」の本社工場（神奈川県川崎市）を訪ねてみた。同社が一九九九年八月から販売を始めた電子制御カーペットが製品紹介コーナーにあった。パンフレットには、「当社従来品の電磁波が二〇〇

〜三〇〇ミリガウスであるのに対し、電磁波カットタイプは一ミリガウス以下」と紹介していた。

電磁波測定器で、二つを比較してみた。電磁波カットタイプ（五二〇ワット）の上に測定器を置くと、〇・七ミリガウスだった。通常使うカバーを置いて測ると、〇・二ミリガウスに減った。従来タイプ（六〇六ワット）で同様に測ると、最大で三〇〇ミリガウスもあり、カバーを置いても、測定場所によって一八〇ミリガウスや一四〇ミリガウス、一一五ミリガウスと高かった。電磁波カットの効果はパンフレットで宣伝している以上だった。

どのようにして電磁波を減らすのか。原理は簡単だ。電流の向きが逆のヒーター線を二本よりあわせて、電線から出る電磁波を互いに打ち消し合わせる方法だ。だが、実際に製品化するとなると、容易ではなかったようだ。

電磁波カットに取り組み始めたのは九六年からだ。「電磁波の害があるのかどうか、当時は学者の意見が分かれていた。でも、電磁波を制限する機能をつけてもデメリットにはならないだろうと取り組んだ」と開発担当者は説明する。まず、ヒーター線の開発に取り組んだ。「行き」と「帰り」の細かい電線をよりあわせ、高温時に電源を切るためのセンサー線も組み込んだ。縦横一・八メートル大のカーペットにヒーター線を三センチ間隔で並べると、総延長は七五メートルにもなった。

さらに、カーペットを折りたたんだり伸ばしたりしても耐久性があるように、ヒーター線の巻き方や素材を変えて何度も実験した。完成したヒーター線と、制御回路を組み合わせて特許を申請した。販売は順調で年々増えているという。

欧米で電磁波カット対策が電気製品の性能の新基準に

欧米では今後、電磁波カット対策が電気製品の性能を示す新基準になろうとしている。WHOが発表した新環境保健基準（EHC）も、電気製品の電磁波をできるだけ減らすことを勧告している。コストアップを招かないよう、電気製品の設計段階で電磁波低減を行うことを勧めているが、わざわざ電気毛布の例を挙げて、消費者の購買圧力が電磁波低減のデザインを実現させると指摘している。

WHOの新基準は、電磁波事情がそれぞれ異なる参加各国への全体的な勧告のため、あまり具体的な対策には触れていない。それに比べて、WHOの勧告の二カ月前（〇七年四月二七日）に発表された英国の政府諮問委員会（SAGE）の報告書はもっと具体的だ。

電気製品から出る電磁波は少なければ少ないほどよいとして、具体的な方法を挙げている。特に、電気モーターや変圧器を使った電気製品の品質向上を求めている。もともと製品の特性として強力な電磁波が出るが、これまでは、軽量化や低コスト化を優先してプラスチック製のカバーや容器を使ってきた。委員会は、製品から外に漏れる電磁波を減らすため、電磁波遮断効果のある鉄などの材料を使うよう求めている。

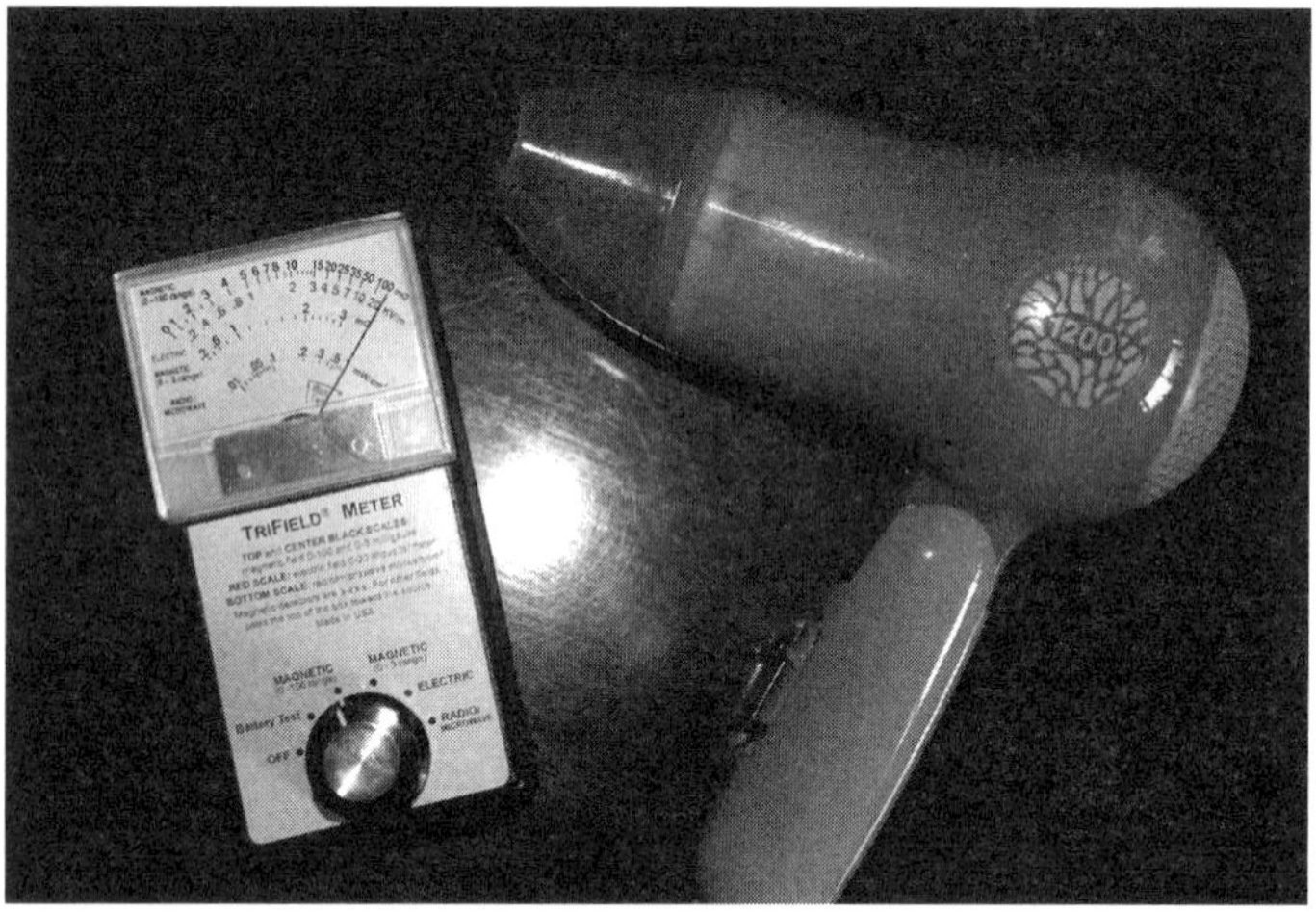

100ミリガウスを超す電磁波が出ているドライヤー。プラスチック製カバーのため、モーターの電磁波が遮断されていない。

また、電気製品から出る電磁波の強さについて、消費者に詳しい情報を提供するように英国の担当官庁（健康防護局）に求めている。従来の回転式電力計から出る電磁波の危険も取り上げている。壁の反対側で子供が寝る場合のリスクをなくすため、今後はすべて新型の電子式電力計に取り替えていくように求めている。英国ではすでに新築の九五パーセントで電子式が採用されており、価格は約一〇ポンド。日本では、電力計は電力会社の所有で、住民には選択権がないのが実態だ。

電磁波対策、送電線にも三つ編みが登場

三つ編みの高圧送電線

高圧送電線から出る電磁波に反対する住民運動が一〇年以上前から、全国各地で起きてきた。目的を果たせないまま、挫折した例も多い。そんな中で住民運動がきっかけで、電磁波を減らす画期的な試みも始まった。

東京都青梅市内に完成した東京電力の六万六〇〇〇ボルトの新型送電線だ。三本の被覆電線（ケーブル）を一つに束ねるやり方で、各電線の電流の磁界が互いに消し合い、電磁波が大幅に減る仕組みだ。

電磁波の低減を求めた地元の住民団体の代表によると、送電線の下でも〇・五〜一・三ミリガウスで、一般環境と余り変わらなかった。この技術は全国でも珍しく、青梅のケースは国内で二番目という。ケーブルの価格は、裸線ですむ一般の送電線の電線に比べて一〇倍高いと、東電側は説明している。

現地を訪れた。圏央道（首都圏中央連絡道路）の友田トンネルのそばだ。大荷田川の清流に沿って、灰色に塗られた鉄製電柱が、三〇メートルほどの間隔で奥に向かって並んでいる。電柱の高さは十数メートルで、川の両側に建つ杉の木立より低く、目立たない。

六万六〇〇〇ボルトの電線が三本一組で束ねられ、その太いケーブルが上下二本（二回線）となって電柱を伝いながら、四キロ先のエコセメント工場まで伸びている。ガウスメーターで電柱のそばに立つと、一ミリガウスを切った。同程度の普通の高圧送電線なら、数十ミリガウスになるはずだった。

なぜ、こんな電磁波対策の送電線が作られたのか。

地元の住民運動団体「青梅長淵丘陵・大荷田の自然を守る会」の代表、並木すみ江さんによると、建設計画が最初に東京電力多摩支店（東京都八王子市）から示されたときは、三本の送電線をぶらさげた通常の鉄塔の図面だったという。

送電線の目的も、隣接の日の出町にあるゴミ処分場に建設されるエコセメント工場の電源を供給するためだとの説明だった。

里山の良さにひかれて移り住んだ並木さんたちは、「貴重な動植物が生息し、オオタカの営巣も確認されている。送電線の建設で多くの木が切られるのは、自然破壊だ」と〇五年二月に反対運動を始めた。会を設立し、東電側と交渉を始めた。

地元の青梅市も、高さが一五メートルを超える鉄柱などを建設する場合は届け出が必要な

「青梅市の美しい風景を育む条例」を作り、二〇〇四年一二月からの施行を決めた。東電が住民に示した工期は二〇〇五年六月～一二月で、このままでは建設時期が条例にひっかかることになった。

ところが、東電側は〇四年九月、住民に工期の変更を伝えてきた。新たに住民に配布された文書では、工期は「二〇〇四年一一月から〇五年一二月」と変わり、条例の施行の直前に工事

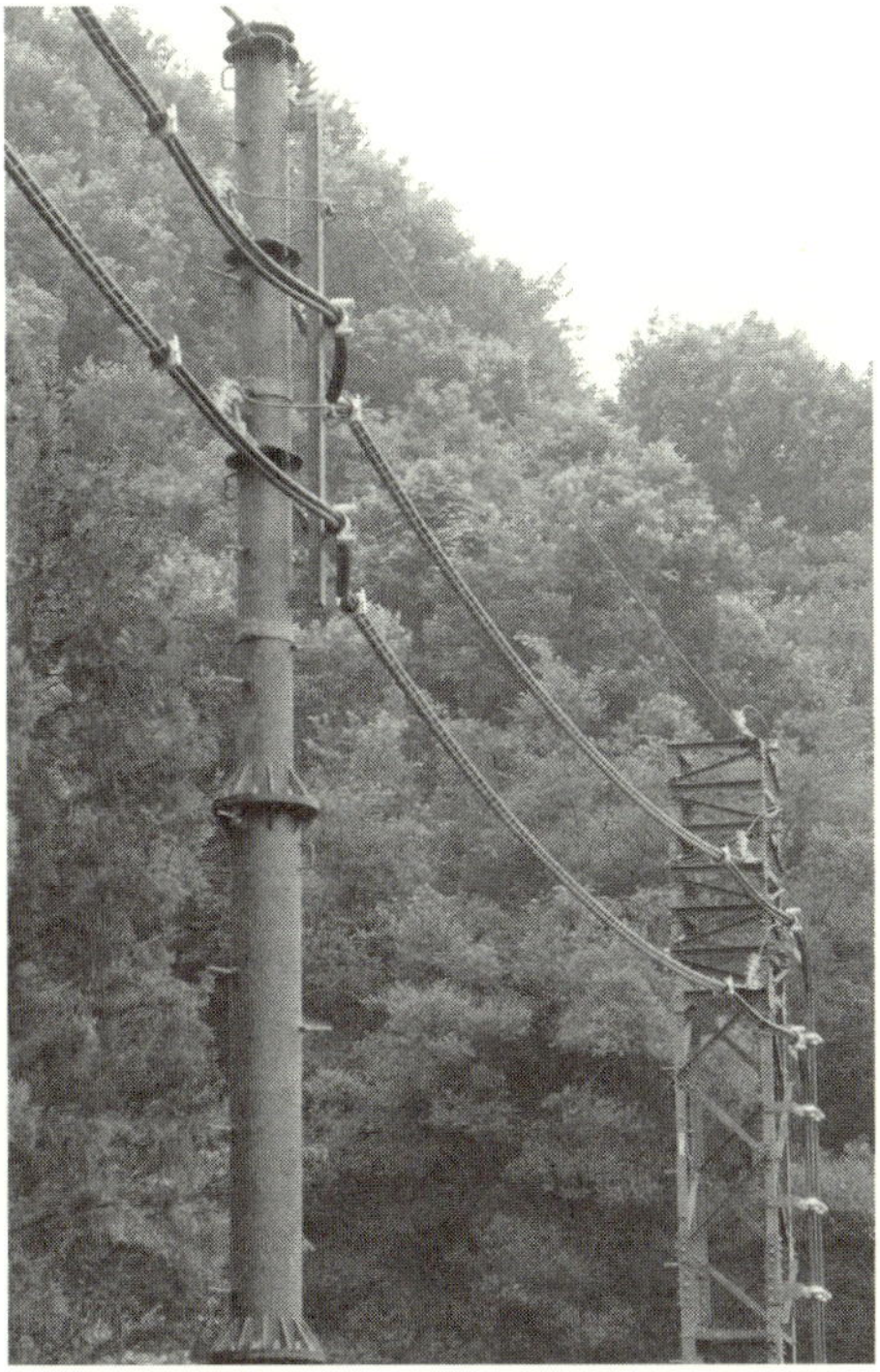

全国で二番目という、三つ編みの高圧送電線。真下で1ミリガウスを切るほど電磁波カットの効果が大きい＝東京都青梅市内で

が始まることになった。

地中化より効果が

並木さんたちの不安をよそに、東電の工事は予定通り始まった。電磁波の健康被害を心配する並木さんら住民たちに対し、東電側は、電磁波対策の三つ編みの送電線を建設すると提案してきた。神奈川県にある東海道本線国府津駅に国内第一号の電磁波対策の送電線があると説明され、並木さんたちは自前で視察に言った。

そんなやりとりの中で、〇五年一二月に送電線が完成した。住民たちは公開質問状を再三出して、電磁波の安全性を追及した。工場に正式な通電をする前に、送電線から出る電磁波を住民立ち会いで測定することも決まった。

工事の完成後のほか、工場の稼働前と稼働直後の計三回、電磁波が測定された。工場の稼働は〇六年六月三〇日だった。稼働後の状況を調べるため、同年七月一八日に、三回目の住民立ち会いの測定が行われた。

その記録を見ると、電磁波の値は、大半の電柱の区間で〇・五から一・三ミリガウスだった。ところが、住民の自宅を通るため、安全のために地下化した場所では、逆に二・五ミリガウスと高くなっていた。地中化の入り口の電柱の下では一・〇ミリガウス、出口の電柱の下では一・三ミリガウスで、ともに、地中化した区域よりも低くなっていた。

予想外の測定結果について、並木さんは「やたらに電線を地中化してはいけないことを示すものです。地中化と言っても深さが二メートル程度で、それよりも電線を三本束ねる地上の送電線の方がいいのではないか」と言う。今後、電磁波の軽減のためと言って都市部で地中化をするかもしれないが、かえって電磁波の存在が見えにくくなって危険ではないかと指摘する。

高圧送電線の電磁波を低減する方法がいま、世界各国で検討され始めた。ＷＨＯが今回公表した新環境保健基準でも、送電線など電磁波を出す施設を建設する場合、業界と地方自治体や市民の協議が必要だとしている。政府や業界に対し、電磁波の健康影響の低減のため、さらに調査研究を促進するように勧告している。

第七章　予防原則へ向けて

ワルトハイマー論文の衝撃から二八年、WHOが予防原則を勧告

電磁波のWHO新環境保健基準

高圧送電線や電気製品などから出る電磁波（超低周波電磁波）の健康影響について、一〇年越しの研究を続けてきたWHO（世界保健機関）が〇七年六月一八日、新しい環境保健基準（EHC二三八）を公表し、電磁波に予防原則を適用するよう各国などに勧告した。環境中の電磁波の影響を心配する声が世界的に高まる中で、WHOは一九八七年に旧環境保健基準（EHC六九）をまとめた。その中で、短時間の「急性曝露」による人体影響を防止する指針（ガイドライン）を設けたが、長期間に電磁波を浴び続けた場合の「慢性曝露」の影響については研究蓄積が不足していると、影響の有無について明言しなかった。

今回の新環境保健基準は、この慢性曝露の影響を初めて認め、電磁波の発生をできるだけ減らすなどの予防的対策が必要だとしている。新基準では、「〇・三〜〇・四マイクロテスラ（三〜四ミリガウス）以上の電磁波にさらされていると小児白血病の発症率が上昇する」という

多くの疫学調査で見られる一貫した結果を支持している。動物実験や細胞試験などによる発症メカニズムの説明ができていないため、「慢性曝露」の影響を防止する具体的な数値目標は定めていない。

それでも、防護対策の例として、独自の数値基準を設けて高圧送電線から住宅地や学校などを引き離す規制をしている例を紹介している（表参照）。

一般公衆を対象とした主な規制例としては、たとえば、イスラエルが一マイクロテスラの規制値を設け、新規の施設の建設に適用している。イタリアでは、一〇〇マイクロテスラ、一〇マイクロテスラ、三マイクロテスラの三段階の規制値を設けている。一〇〇マイクロテスラは「注意値」として、一日あたり四時間以上曝露を受ける場所に適用され、三マイクロテスラは「質的目標値」として、新規の送電線や新規の建物に適用される。オランダでは二〇〇五年から、子供たちがかなりの時間を過ごす場所では〇・四マイクロテスラを超えないように、建物と送電線の距離を、新規の建設に限定して引き離すことにした。

また、新基準は、「将来の研究勧告」の中で、これまでの調査研究で解明されていない健康影響について取り上げ、各国に対して研究を推進するよう求めている。中でも、電磁波との関連性が疫学調査で指摘されているアルツハイマー病や筋萎縮性側索硬化症（ＡＬＳ）などの神経疾患の研究推進を求めている。また、これまで多くの疫学調査で取り上げられた電磁波と流産の関係についても、「まだ研究は不十分」としながら、症例が少ない小児白血病に比べて、はるかに社会的影響が大きいとして、さらなる研究を勧告している。

ＷＨＯはいま、世界中で社会問題となっている携帯電話などの高周波電磁波の健康影響についても調査を進めている。今回の新基準の公表は当初の予定より五年も遅れたが、電磁波問題に取り組むＷＨＯの姿勢はようやく本格的になってきた。

ワルトハイマーの先駆的研究

「二一世紀最大の公害」とされる電磁波問題は、一人の女性科学者のボランティア的な仕事によって掘り起こされた。ＷＨＯの新基準に結実するまでの経緯を紹介したい。

一九七九年三月、電力業界を脅かす二つの事件が起きた。一つは大々的なニュースとなり、世界中を震撼させた。アメリカ・ペンシルバニア州のスリーマイル島（ＴＭＩ）原子力発電所で起きた事故だ。原子炉の炉心が崩壊し、放射性物質を大量に放出し、周辺住民に避難命令が出された。日本のマスコミも「日本の原発は大丈夫か」と大わらわだった。

もう一つは、「二一世紀の公害」と言われる電磁波問題の端緒となる研究だったが、日本国では全く報道されなかった。

その研究のきっかけはごくありふれたものだった。一九七四年、米国コロラド州のデンバー近郊に住んでいたナンシー・ワルトハイマーは、子育ても終わり、研究に戻ろうと思ったからだ。そのテーマに選んだのが小児白血病の疫学調査だった。原因不明の病気で、彼女は何らか

予防的対策の実施例

予防的対策	国	対策
慎重な回避	ニュージーランド	ICNIRP（国際非電離放射線防護委員会）のガイドライン（100マイクロテスラ、50ヘルツの場合）を採用。さらに、曝露を減らす低コストで自主的な対策の推進
	オーストラリア	
	スウェーデン	
受動的な規制活動	米国	曝露を減らす対策について、公衆の教育・啓蒙
予防的な電磁場の発生抑制	スイス	発生源に対する規制。技術的かつ運営的に可能な限り、発生を減らすこと。減らす方法は、経済的に妥当な方法でやること。装置の種類別に発生限度を定め、すべての発生源からの人体の曝露限度は、ICNRPのガイドラインとしている。
予防的な曝露制限値	イタリア	任意に決めた削減ファクターを用い、（ICNIRPの）曝露制限値を引き下げ（231ページの表で紹介）

（WHOの新環境基準から引用）

の環境要因があるかもしれないと考えた。その要因を見つけようと徹底した実地調査をした。ワルトハイマーが後に「靴皮の疫学」と称したように、靴底をすり減らしながら歩き回った。

ワゴン車のハンドルを握り、毎日のようにデンバー周辺の患者や死亡した子供の家を訪問して回った。疫学は、病気の要因を想定して、その影響（曝露）を受けている場合とそうでない場合の発症率の差を調べるやり方だ。調査を続けるうちに、患者の家の周辺で似た風景に出会うのに気づいた。電柱の黒い大きな変圧器（トランス）と配電線だった。

そのころ、雑誌のグラビアで、奇妙な写真を見た。送電線の下で、男が「光る棒」を持っていた。暗闇の中で光っていたのは、普通の蛍光灯だった。送電線からの漏洩電磁波で誘導されたのだった。蛍光灯を光らせるほどのものなら、人体に危険かも知れないと、彼女は考えた。

電磁波を調べる器械を親友の物理学者、エド・リーバーが手作りしてくれた。患者の家の側でスイッチを入れると、鳴り続け、家から離れると鳴りやんだ。磁界の強さをもとに、ガンで死亡した子供三四四人（症例群）と、比較する健康な子供三四四人（対照群）のそれぞれについて、電磁波の強弱で影響が出ていないかを調べた。トランスや配電線からの電磁波を浴びた子供たちの白血病の発症率が三・〇倍に、脳腫瘍も二・四倍になった。

さらに、配電線に近づくほどガンの発生率が高かった。特に変電所周辺では小児ガンが六人も発生していた。こうしてまとめられた論文は、二人の名前で一九七九年三月、世界的に権威のある『米国疫学ジャーナル』に掲載された。

今や「ワルトハイマー論文」として世界的に知られるこの研究は当時、一般の関心を集めなかった。だが、電力業界が敏感に反応した。米国の電力業界が出資する電力研究所（ＥＰＲＩ）の研究者が訪問してきて、聞き取り調査をした。そして、反論が始まった。「家庭内の電磁波を測定していない」などと批判し、研究結果の信頼性が低いと批判した。さらに、電力業界と関係のある別の研究者が「電磁波の影響はない」とする論文を発表するなど、ワルトハイマー論文を徹底的にこき下ろした。

しかし、ワルトハイマーらはくじけなかった。自前の費用で研究を続け、八二年には「配電線と成人ガン」の関係についての疫学調査をまとめ、「配電線に近いとガンが一・二八倍増加する」ことを発表した。この中で、女性の乳ガンが増加することも明らかにした。

一般公衆のための電磁界曝露制限の各種の取り組み例

国	制限値	説明
▽曝露制限値にもとづく予防的な政策		
イスラエル 2001年	1マイクロテスラ	新規に建設される施設
イタリア 2003年	100マイクロテスラ	ICNRPガイドラインを採用（いかなる場合も超えてはならない曝露限界として）。さらに、長期的な予防的対策として以下のような制限値も導入
	10マイクロテスラ	注意レベル値。特定の場所に適用（たとえば、子供の遊び場所や住宅地、学校の敷地など）
	3マイクロテスラ	品質目標値。新しい発生源や新しい家にだけ適用
米国	15～25マイクロテスラ	（送電線などの）最大負荷の条件下で。いくつかの州（フロリダなど）で義務的な規制として確立。その他の州（ミネソタなど）では非公式のガイドラインとして確立。
	0.2～0.4マイクロテスラ	いくつかの地域で法令として採用（カリフォルニア州・アーバイン市など）
▽曝露発生源からの人々の分離にもとづく予防的な政策		
アイルランド 1998年	既存の学校やビルから22メートル以内への新規の送電線や変電所の禁止	地方政府は今後、学校やデイケアセンターのそばへの電力設備の建設許可を与えない
オランダ 2005年	電力線と子供たちがかなりの時間を過ごす場所との間隔を広げ、子供らの平均曝露量が0.4マイクロテスラを超えないこと	適用対象は、既存電力線のそばへの新規の建物と、既存建物のそばへの新規の電力線
米国	既存送電線の近くへの学校の新規設置の制限	カリフォルニア州教育局で採用
	新規の送電線は技術的に可能な限り、地下埋設を義務化。居住地域や学校、デイケアセンターや若者のキャンプのそばには緩衝地帯の設置を義務化	コネチカット州で採用
▽コストにもとづく予防的な政策		
米国	十分な磁場削減（15%以上）を達成できるなら、デザインやルートについて低コストかコストなしの変更。低コストの目安はプロジェクト費用の4%	カリフォルニア州公共サービス委員会（電力を統括する組織）で採用
▽定量的でない目的に基づく予防的な政策		
オーストラリア 2003年	容易に達成できる場合に曝露を削減	
スェーデン 1996年	具体的な曝露値を勧告しないで曝露を削減	新規の送電線や配電設備の計画時には電磁場（EMF）を考慮し、感受性の高い地域から離して設置することを含む

（WHOの新環境基準から引用）

予防原則による対策が始まる

こつこつと研究を続けるワルトハイマーらの研究に触発され、米国やスウェーデンでも同様の調査が行われた。まず、最初に「三ミリガウス以上で子供のガンは二・一倍」（一九八六年、スウェーデンのトメニウス博士）の論文が、次いで「二ミリガウス以上の被曝で小児白血病が一・九倍」（一九八八年、米国のサビッツ博士）を示す論文が出た。

さらに、だめ押しとなったのが、一九九三年にスウェーデンのカロリンスカ研究所が発表した報告書だった。ノーベル医学・生理学賞の選考をする世界的に有名な研究所で、そこの著名な疫学者であるアンダース・アールボム博士とフェイチングがまとめた。「三ミリガウス以上の被曝で小児白血病の危険度が三・八倍」というもので、ワルトハイマーらの結果を裏付けるものだった。さらにフィンランドやデンマークの疫学調査も合わせてまとめた「ノルデック報告」が英国の著名な医学誌『ランセット』の九三年一一月号に掲載された。二ミリガウス以上で小児白血病は二・一倍、脳腫瘍は一・五倍となった。

この結果を受けて、欧米各国も電磁波問題に取り組み始めたのだった。

欧州で最初に動いたのがスウェーデン政府だった。カロリンスカ研究所の報告が出た九三年、「電力磁場の被曝とガンの間には相関が見られるとの推定に基づいて、直ちに行動を開始する」と公式発表を行い、子供などの関係する公的施設に関して早急に取り組む方針をしめした。九三年から幼稚園や小学校、遊園地などの近くにある送電線の撤去などを開始した。その際の目安の電磁界強度は、二〜三ミリガウスと設定された。

米国でも、有名な電力会社のＴＶＡ（テネシー渓谷電力）は九四年三月、声明を発表した。学校や病院から一二〇〇フィート（三六〇メートル）以内には高圧送電線の建設を行わないとしたのだった。さらに、スウェーデン政府は九五年秋、電磁波から子供を守るため、「慎重な回避」政策を行うことを発表した。

今回の新基準をとりまとめたＷＨＯの「国際電磁界プロジェクト」の設立は、このスウェーデンの新政策が出された翌年の一九九六年だった。設立の趣旨の中で、ＷＨＯは「身近な発ガン要素のたばこの煙や放射線、アスベストで犯したような過ちは繰り返すべきでない」と指摘した。八つの国際機関と五四カ国が参加し、一〇年計画で進められた。当初の予定よりも大幅に遅れているが、携帯電話などの健康影響を防止する高周波の環境保健基準も早ければ来年に出る予定だ。

ＷＨＯも認めた日本の疫学調査、新基準で詳細に紹介

ＷＨＯの新環境保健基準に影響を与えた日本の疫学調査

送電線などの規制を強める欧米の動きをよそに、一貫して「有害な影響はない」と主張してきた日本政府が、電磁波の規制に向けて動き始めた。その一つとして、経済産業省は、送電線など電力施設から出る電磁波のリスク対策をまとめるワーキンググループを設置した。二〇〇七年六月一日に第一回会合を開き、同年秋に報告書をまとめる。国内初の磁界規制値などをまとめ、電気事業法などの改正に取り組む。

政府が重い腰を上げたのは、世界保健機関（ＷＨＯ）の新環境保健基準（ＥＨＣ二三八）が電磁波のリスクを認め、各国に予防対策を勧告したからだ。ＢＳＥやアスベスト、たばこなどで後手に回ったのと同様に、今回も、「黒船」によって動く日本の体質を示した。

ＷＨＯが電磁波に予防原則の適用を決めた背景には、ここ数年で小児白血病などの研究が進んだことが大きい。その一つが日本の小児白血病の疫学調査だった。

ＷＨＯはこれまでも、電磁波のリスクをある程度認めてきた。二〇〇一年六月に国際がん研究機関（ＩＡＲＣ）が、小児白血病と電磁波の関連を認め、「人に対して発ガンの可能性がある」（2Ｂ）と決めると、ＷＨＯは、その内容を紹介する文書「ファクトシート二六三」を発表した。だが、二Ｂの根拠となった疫学調査（アールボムやグリーンランドの各プール解析）について、ＷＨＯは「超低周波磁界以外の説明の可能性が残る」と付け加え、電磁波の規制の実施に慎重だった。そして、「より決定的な情報を提供するための集中的なフォローアップ研究計画を推奨し、研究のいくつかは現在実施中だ」としていた。

今回の新環境保健基準では、これまでの歯切れの悪さが消え、予防対策の必要性を明記した。根拠は、同基準の第一二章「健康リスク評価」で紹介されている。「ファクトシート二六三」で取り上げた交絡因子などの影響について詳しく分析し、その影響の可能性を退けた。その上で、以下のような最終結論を出した。「一貫した疫学的証拠は、長期の弱い超低周波磁界の暴露が小児白血病のリスク増加と関連することを示す。だが、因果関係の証拠は限られており、疫学的証拠（〇・三〜〇・四マイクロテスラを超えると小児白血病が増加）に基づく暴露規制値の採用を推奨しないが、何らかの予防的措置は正当化される」。

何がこの六年間に変わったのか。健康リスク評価では、「新データ」という項目を設け、「ＩＡＲＣの評価以降に二つの研究が発表され、それは日本の兜ら（二〇〇六年）と英国のドレイパーら（二〇〇五年）だ」と明記した。「ファクトシート二六三」で指摘した「フォローアップ研究」とは、この二つの疫学調査だった。そして、この二つの研究が、今回の予防的対策の採用を後押ししたのだった。

WHOの評価

日本の疫学調査は、新環境基準の中でどう評価されたのか。新基準の中身を説明するモノグラフ（専門文書）は四〇〇ページを超す。全一三章からなり、最もページを割いたのが第一一章のガンで、計九三ページある。この中で、故兜真徳氏（元国立環境研究所首席研究官）らの論文「日本の小児白血病と磁場」（国際がんジャーナル、一一九巻、二〇〇六年）が紹介されている。

新基準で分析・評価された各論文の中身の記載は、せいぜい数行から一〇行前後なのに、兜氏らの論文は三分の二ページを占め、三七行を使って詳しく紹介されている。この扱いが日本の疫学研究の価値を示している。その部分を以下に紹介する。

「兜ら（二〇〇六年）は、小児のリンパ性白血病と骨髄性白血病について、一五歳未満の子供を対象に研究を行った。一九九九年から二〇〇二年にかけて診断された症例（最新の症例を集めたという意味）で、日本の〇～一五歳の二〇〇〇万人の子供のうち、一〇七〇万人の子供が住む調査地域（キャッチメントエリア、一八都府県）で調べた。各症例の子供について、性別や年齢、居住地域がマッチする三人の対照（症例と比較するための子供）を選んだ」「磁場暴露の評価のため、子供が昼間に最も長くいる部屋の五分間の磁場測定とともに、それぞれの家の四隅や玄関でも測定した。子供の寝室の測定は、一週間にわたって連続測定した。それぞれの家から一〇〇メートル以内に高圧送電線（二万二〇〇〇ボルト～五〇万ボルト）がある場合には、送電線までの距離を測定した。測定は現在住んでいる家で行った。居住履歴をもとに、妊娠から診断までの期間を評価した。季節的な磁場変動による情報バイアスを減らすため、個々の症例と対照の磁場測定の時期の差を縮め、平均で二・六日の差だった。両者の測定時期の差が一〇〇日を超える四例については、調査から除外した。主な磁場測定値として、こどもの寝室の一週間の数値平均を使っている」「（IARCの評価の根拠となったアールボムやグリーンランドの）プール解析と比較できるように、磁場強度の区分け（カットポイント）は〇・一、〇・二、〇・四マイクロテスラとした。日本全体で白血病と診断された一四三九人のうち、調査地域に住む七八一人に調査の参加依頼書を、それぞれの子供の担当医を通じて送った。三八一人が参加を承諾した。このうち六〇人は後で、診断後の住所転居や測定値消失（測定器の故障など）、対照の不在などの理由で除外された。最終分析は、二五一人のALL（小児リンパ性白血病）と六一人のAML（小児骨髄性白血病）の症例、それぞれとセットになる対照の四九五人と一〇八人について行った（さらに、九人の症例と三一人の対照がマッチングのために失われた）。母親の学歴を社会・経済的な因子の指標として、ロジスティック回帰分析を行って調整した」と研究方法を説明し、結果については「〇・一マイクロテスラ未満の磁場に暴露された子供たちと比較して、〇・四マイクロテスラの暴露のオッズ比（リスクを示す比率）は、全白血病に対して二・六三倍（九五パーセント信頼区間：〇・七七〜八・九六）だった。〇・四マイクロテスラ未満ではリスクの上昇はなかった。ＡＬＬ（リンパ性白血病）に対するリスクは高まり、オッズ比は四・七三倍（九五パーセント信頼区間：一・一四〜一九・七）だった。このリスクはＡＭＬ（骨髄性白血病）では高まらなかった（〇・四マイクロテスラ以上の症例がなかったため）」。

この研究に対する評価としては、「この結果は、プール解析の結果とほぼ一致している。だが、標本サイズが小さいため不確実性が広がり、この結果は（証拠として）限定的だ。低い参加率はこの研究の限界である。こうしたことから、この研究を（小児白血病と電磁波の評価のための）データベースに追加しても、全体的な結果（つまり、２Ｂの評価）に関する限り、多くを加えるものではない」としている。

日本の研究の後に英国の疫学調査（ドレイパー論文、二〇〇五年の英国医学誌に掲載）を紹介している。その分量は二三行で、兜論文の三分の二だった。日本とほぼ同じ頃に実施されたこの調査は、磁場を測定せずに、高圧送電線までの距離と小児白血病の発症の関係を調べるやり方だったが、それでも、結果が出るまでに七年かかった。

上記の新基準の文書でも、日本の疫学調査が「高圧線までの距離が一〇〇メートル以内の場合は磁場を測定した」と記すように、日本も「高圧線との関係」を調べていた。新基準では調査結果に触れていないが、日本の兜氏らの研究グループの「最終結果報告書」（二〇〇三年六月に公表）には明記されている。その報告書によると、調査した理由については、「外国の研究によると、高圧送電線の近くでは寝室の磁界レベルが高いことが報告されており、疫学調査に先立って行った国内の予備調査でも同様の結果が出ていた」と説明している。

また、上記の調査内容の紹介の中で、「なぜ、子供の寝室のほかにも、家の玄関や四隅で磁場を調べたのか」と疑問を持った人がいるかもしれない。実は、国内の予備調査で、屋内の磁場が比較的高い時は、屋外の電力設備（高圧送電線や配電線、変圧器など）や屋内配線から出る磁場が影響していることが多かった。だから、一戸建ての場合は家の四隅で、マンションなどの集合住宅は玄関で測定することによって、戸外の磁場発生源と寝室の磁場に関連がないかをチェックするのが目的だった。

その結果、高圧線との関連が見つかった。最終報告書によると、住居から送電線までの距離が一〇〇メートルを超えた場合のリスクを基準にすると、五〇〜一〇〇メートルの距離では小児白血病のリスクが一・五六倍（九五パーセント信頼区間＝〇・八七〜二・九一）になった。五〇メートル未満では三・二三倍（同＝一・三九〜七・五四）だ。また、ALLに限定すると、五〇〜一〇〇メートル区間は一・三六倍（同＝〇・七〇〜二・六五）で、五〇メートル未満では三・六八倍（同＝一・四七〜九・二二）となり、高圧送電線のそばで発症リスクが上昇することが分かった。

最終報告書は、日本の疫学調査について、WHOが「研究価値は限定的だ」と評価した根拠「参加率の低さ」についても、詳しく分析している。

症例の参加率の約五〇パーセントについては、研究グループも気にしたようだ。その理由を調べるため、今回の調査で最も多くの症例を提供した「東京小児ガン研究グループ」で聞き取り調査を行った。その結果、疫学調査への参加依頼を家族が拒否したのは不参加者の二四パーセントだった。残りは、「治療が緊急を要していたため依頼できなかった」とか、「担当医が家族に依頼するタイミングを得られなかった」などだ。担当医から参加依頼を受けた家族に限れば、八割の参加率で、報告書は「選択バイアスが入る余地は小さいと推察される」としている。

この参加率の低さは、文科省の最低評価でも指摘された。二〇〇三年一月二八日に発表された評価書から引用すると、「対照群の選択に際し、依頼数に対する承諾数の割合が五割程度と低いことに起因する選択バイアス発生の可能性の検討が十分説明されていない」とある。だが、最終評価のヒアリング（二〇〇二年一一月一八日）の議事録には、上記の最終報告書で分析した内容のことを、兜研究官が説明していた。

「十分説明されていない」というのは正確でなく、むしろ、文科省側の理解能力に問題があったようだ。実は、文科省の指摘は「対照群の選択に対し、依頼数に対する承諾数の割合が五割程度と低い」となっているが、明らかな誤りだ。五割の参加率は、「対照群」ではなく、上記のＷＨＯの新基準にもあるように、小児白血病患者の「症例群」の参加率だったからだ。こんな基本的な誤りが公式文書で素通りしたことから見て、文科省の事務局には、評価書を書いた本人はむろん、疫学をきちんと理解できる人間が一人もいなかったことになる。

メラトニンと電磁波、ＷＨＯの新基準で「不都合な真実」が明らかに

乳ガン促進のメラトニン仮説を立証した石堂研究員

乳ガンが増えている。日本の女性で毎年約三万人の患者が発見され、近い将来、胃ガンを抜いて女性のガン死のトップになるだろうと言われている。

原因のひとつとして、電磁波が疑われている。乳ガン患者を調べると、神経ホルモンの「メラトニン」が異常に少ないことが報告され、さらに、このメラトニンが、電磁波を浴びると減少することが動物実験などで分かったからだ。

メラトニンは、脳の中心にある松果体から分泌される。睡眠や覚醒のリズムにかかわるホルモンで、不足すると不眠となる。さらに、最近の研究で、生殖や免疫系にも関係し、特に、強力な酸化防止力でガンの増殖を抑制することが分かった。米国などでは、不眠の治療薬としてだけでなく、サプリメントとしてドラッグストアでも売られている。

電磁波曝露によってメラトニンが減り、その結果、乳ガンのリスクが増えるというメカニズ

ムは、「メラトニン仮説」と名付けられ、世界中で研究されてきた。この概要は、ＷＨＯの新環境保健基準の第六章「神経内分泌システム」でも掲載され、分析・評価されている。

その中に、日本が関係した二つの研究が詳しく引用されている。一つはきちんと日本の研究者の名前で、もう一つは日本の研究とは分からない形で、対照的な扱いだ。

「メラトニン仮説」を細胞実験で立証したのは、国立環境研究所（茨城県つくば市）の石堂正美主任研究員だ。二〇〇一年発行の著名なガン専門誌「カルシノジェネシス」に論文が掲載された。

石堂研究員は、「ＭＣＦ７」と名付けられた磁界感受性の乳ガン細胞を、米国の研究者（リバディ、メラトニン仮説の代表的研究者の一人）から入手した。その細胞に人体と同じ濃度のメラトニンを加えて観察したところ、乳ガン細胞の増殖が抑えられた。

次に、メラトニンを加えた乳ガン細胞に、高圧送電線や家電製品など、日常生活でも浴びる程度の電磁波を曝露した。電磁波強度は一・二マイクロテスラ（一二ミリガウス）と一〇〇マイクロテスラ（一〇〇〇ミリガウス）の二種類で、一週間ずつ浴びせた。

すると、メラトニン効果で増殖が止まっていたガン細胞が、一・二マイクロテスラの場合でも一〇〇マイクロテスラの場合でも、増殖を再開した。

メラトニン仮説の確認試験は欧米で計四件あるが、「分子生物学」を専門とする石堂研究員の成果は、世界で初めて、電磁波がメラトニンのガン抑制効果を阻害するメカニズムにまで切

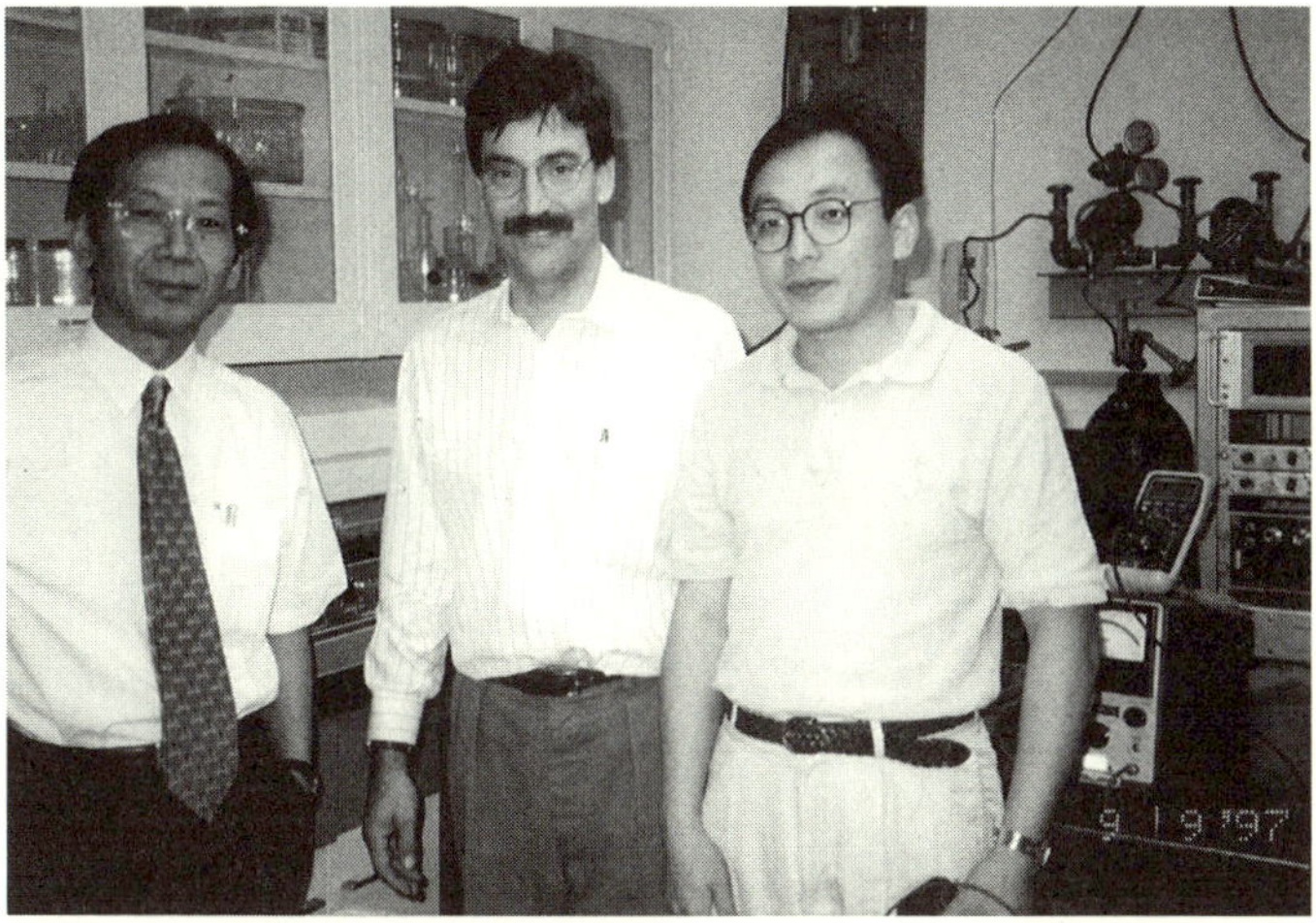

メラトニン仮説を細胞実験で立証した石堂正美主任研究員（右）。米国のリバディ氏（中央）を兜真徳氏（左）とともに訪ね、乳がん細胞を入手した。

り込んだことだった。

電磁波の研究者は、これまでは医学や電気関係の分野の人が多かった。発ガンのメカニズムの解明には、分子レベルまで扱う「分子生物学」の最先端技術が欠かせないのに、「群盲、象をなでる」に近い状態だった。

石堂研究員は、分子生物学の手法を駆使し、メラトニンのガン抑制情報がどのように細胞内に伝達するかを調べた。まず、細胞膜の受容体、Gタンパク質、酵素の三つの伝達因子によって伝えられることを実験で明らかにした。電磁波に曝露されると、この三つの伝達因子の連結部が遮断され、情報の伝達ができなくなることを示した。

電磁波がメラトニンのガン抑制作用を

阻害するメカニズムを明らかにしたことで、海外から「メラトニン仮説を証明した」と高く評価された。当時、石堂研究員は「この乳ガン細胞をマウスに移植するなどして、さらにメカニズムの解明に取り組みたい」と抱負を語ったが、その研究費が出る見通しは、発表から六年過ぎた今も立たない。

これと同様に、電磁波の影響を示す「不都合な事実」を好まない日本の体質は、一六年前に別の研究でも露骨にあらわれていた。

封印された電力中央研究所のヒヒの研究

米国・テキサス州南部にサンアントニオという都市がある。その郊外の研究所で一九九一年、ヒヒに電磁波を浴びせる実験を行ったところ、メラトニンの分泌が急激に減り、動きが鈍くなった。メラトニンと電磁波の関係を示すこの結果は、人間と同じ霊長類を使った動物実験として、世界で初めての発見だった。

石堂研究員の実験結果が掲載されたのと同じＷＨＯの新環境基準の第六章「神経内分泌システム」で、この発見は詳しく紹介されている。特に注目されたのは、電磁波の曝露方法の違いによって、メラトニンの分泌が抑えられたり、抑えられなかったりする奇妙な現象だった。

この研究はもともと、日本の通産省と米国エネルギー省の合意によって、日米共同研究として行われたものだった。日本の電力業界が設立した「電力中央研究所」が研究資金を出し、米

不規則な電磁波曝露によるヒヒのメラトニン濃度の急減

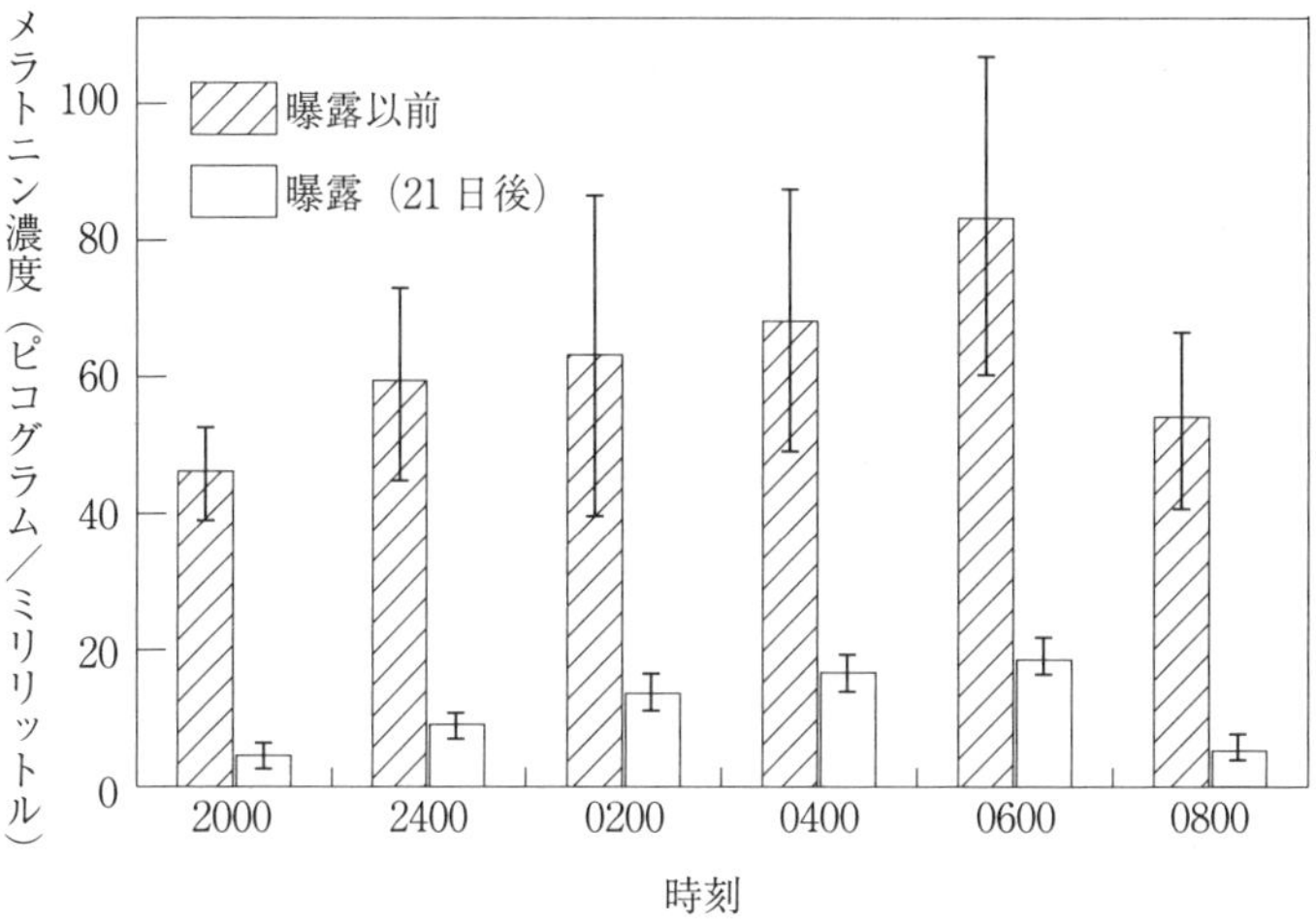

出典：『バイオエレクトロマグネティクス』特別号（1995）

国エネルギー省と共同で、サンアントニオにあるサウスウエスト研究所（ＳｗＲＩ）の施設と人員を使って、一九八八年から一九九二年まで様々な実験を行った。

しかし、この世界的な発見は日本国内で公表されなかった。なぜ、日本の資金と研究者を使った研究なのに、その発見が秘匿されたのか。その経緯は、「サウスウエスト研究所」で実験を指揮したウオルター・ロジャース博士が、一九九一年七月二二日付けで、電力中央研究所に提出した特別報告書「電磁波は霊長類のメラトニンを抑制するか」に詳しい。

電磁波をヒヒの群れに浴びせる実験には、巨額な費用がかかる。ヒヒは最も高価な実験動物の一つだからだ。多数のヒヒを長期間飼育する人件費も多額になる。

関係者によると、研究費は年間数億円かかったという。

そこで、多数のヒヒを使う本実験を開始する前に、予備実験（パイロット実験）が行われ、最適な実験条件を探った。予備実験として、送電線下で見られるよりもやや強い電磁波（五〇マイクロテスラの磁界、六キロボルト／メートルの電界）を浴びせた。電磁波を出す装置のスイッチを急速に入れ、電磁波の強さや曝露時間を日によって変えた実験（延べ三週間）では、血液中のメラトニン濃度が曝露前の一〇分の一ほどに急減した。一方、スイッチの開閉をゆっくりと行い、実験中の電磁波の強さと曝露時間（昼間）を一定にした実験（延べ三週間）では、メラトニン濃度は、曝露前と変わらなかった。

こうした結果をもとに、電磁波のメラトニンへの影響を調べる方法として、ロジャース博士は次のように提案した。影響を調べる「最善の方法」として、①夜間に曝露すること、②電源を急に入れること、③（曝露経験のない）感受性の高い動物を使うこと、④不規則な曝露日程の四条件を挙げた。そして、「最も影響が出にくい方法」として挙げたのが、①日中に曝露すること、②電源をゆっくりと入れること、③経験を積んだ動物を用いること、④規則的な曝露日程だった。

この提案に対し、電力中央研究所は、本実験の試験条件として後者を採用した。ロジャース博士が「メラトニンが抑制されなかった実験は、スイッチをゆっくり入れるなど、間違った曝露条件を用いたから」と明記したのに、最も影響が出にくい方法が選ばれた。

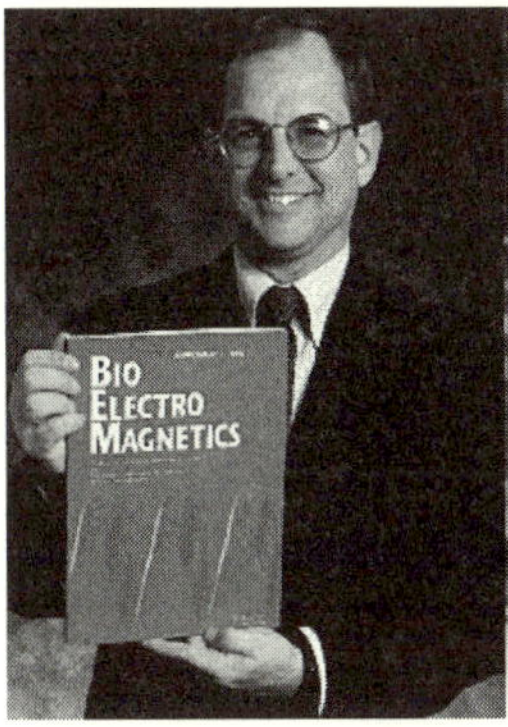

ヒヒのメラトニンの抑制
を見つけたロジャース氏

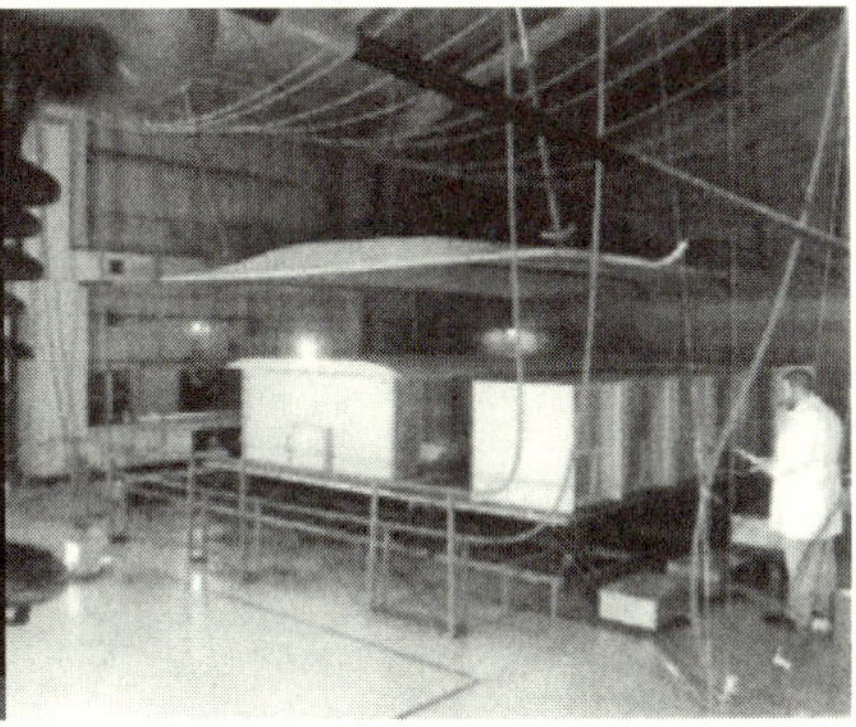

ヒヒへの電磁波曝露を行った実験施設

（いずれも、ロジャース氏のホームページから）

本実験は一九九二年に行われた。ヒヒを八匹ずつ、二つの飼育室に入れ、一方には、電磁波を日中一二時間ずつ浴びせ、もう一方は「対照」として浴びせなかった。予想通り、メラトニンの抑制は起こらなかった。それでも、ヒヒたちの行動を観察して中枢神経への影響を調べる「社会行動」試験では、奇妙な現象が起きた。曝露群では、一〇種類の行動様式のうち、手足をひっかく動きや姿勢など七つの行動の頻度（行為率）が、曝露前に比べて明らかに低下した。曝露しなかった「対照群」では、二つの行動しか低下しなかった。

実験が終わった翌年の一九九三年四月、電力中央研究所は、一連の実験をまとめた報告書「六〇ヘルツ電磁界がヒヒの学習・社会行動およびメラトニン分泌に及ぼす影響」を作成した。しかし、報告書は公表されず、「限定配布」となった。手元に入手した報告書も、「限定配布」のゴム印とともに、配布番号とみられる数字「５０」が押されていた。

この報告書の中で、電磁波曝露による社会行動の変化は、詳しく分析されていた。「今回見られた行動行為率の減少は、中枢神経系を介した抑制的な磁界の直接影響である可能性が考えられる」とし、さらに、別の実験結果と合わせて考察した結論として、「磁界は、電界単独で引き起こされる一時的かつ興奮性の影響を、抑制する方向に作用する可能性も考えられる」と記している。

だが、この「中枢神経系への影響」を認めた報告書の結論は伏せられ、逆に、影響がなかったとする説明が、対外的に行われた。その一例が、報告書から二年後の一九九五年三月一八日に放映されたテレビ朝日の番組「検証、高圧送電線の電磁波　人体への影響は」だ。国内で初めて本格的に電磁波問題を取り上げた番組で、大きな反響を呼んだ。だが、その中で、電力中央研究所の笹野隆生氏（研究開発部推進室）は、この実験を紹介し、「ヒヒに電界や磁界をかけて社会行動や学習行動に変化がないかを調べたが、結果は、変化は全く見られなかった」と断言した。これと同じ説明はその後も、各電力会社のパンフレットなどで掲載され、電磁波の安全性の説明に使われてきた。

この電力中央研究所の報告書は、実は、一連の実験が終了して米国側（サウスウエスト研究所）が提出した論文などをもとに、作成されたものだ。電力中央研究所の研究者は当時の経緯について、こう説明する。「米国の研究者（ロジャース博士）が、論文を持ってきた。メラトニンが減った論文も含まれていたが、電力中央研究所の責任者が受け取らなかった」。つまり、「メラトニンに影響が出た」論文は無視し、「メラトニンに影響が出なかった」論文だけを使い、日本側の報告書が作成された。

結局、ロジャース博士らは、実験終了から三年後の一九九五年、日本側の研究者の名前を入れず、単独でこれらの論文を学会誌「バイオエレクトロマグネティクス」の特別号で公表した。そして、この論文が、今回のＷＨＯの評価につながった。

同博士は論文の公表後、「電磁波を曝露する際には、不規則に行うことが大事だ。なぜなら、生物は、規則的な刺激には急速に慣れるが、不規則なものはストレスを生じ続けるからだ。実際の世界で起きている電磁波の曝露も極めて不規則なものだ」と指摘し、メラトニンが抑制された実験の正しさを強調した。

日米共同研究に加わった専門家の一人、加藤正道・元北海道大医学部教授は、本実験で不規則な曝露を行わなかった理由について、「実験計画はロジャースが立てたが、最終的にどんな研究を行うかは、関係する全員の合意が必要だった」と説明した。メラトニン分泌への影響が対照的な二つの実験結果について、「曝露の条件が違えば、結果も違う。ヒヒには夜の曝露も必要だったが、夜だと管理が大変で、金がかかるのでやめた」と説明した。

ヒヒを使った一連の実験は一九九二年を最後に打ち切られた。日本の報告書でも「メラトニン分泌の研究には、ヒトに近縁の霊長類は有用な動物モデルであり、今後、さらに多くの実験的研究を展開する必要がある」と提言していたが、顧みられなかった。

この後、九三年から毎年、通産省（現在の経済産業省）は電力中央研究所に委託して年間三億円前後の予算で、霊長類ではなく、ねずみ（ラット）を使って発ガン性などを調べる動物実験を続けさせてきた。どの実験でも、「電磁波の影響は認められなかった」という研究結果が報告された。「不都合な事実」が何一つ出ないまま、〇六年を最後に、この委託研究も打ち切られた。

資料

「電磁波を規制するWHOの新環境保健基準」（EHC二三八）の〈要約部分〉

第一章　要約と今後の研究への勧告

EHC（環境保健基準）は、超低周波の電磁場（広い意味での電磁波）の曝露で起こりうる健康影響を扱う。同時に、超低周波（ELF）の電磁場の物理的性質や曝露源と測定法について説明する。しかし、主要な目的は、超低周波電磁場の曝露による生物学的影響についての科学的文献を精査することによって、これらの電磁場の曝露によって起こる健康リスクを評価し、各国政府に対して健康保護計画を作るように勧告することにある。

このEHCで対象とする周波数は〇〜一〇〇キロヘルツまでとする。これまでの大多数の研究は、電力周波数（五〇または六〇ヘルツ）の磁場について行われてきた。電力周波数の電場の研究も少数ながら行われてきた。さらに、多くの研究が長波（VLF、三〜三〇キロヘルツ）についで行われてきたほか、MRI（磁気共鳴断層撮影）の切り替え傾斜電磁場についての研究や、VDT（画像表示端末）やテレビから出る弱い極低周波の電磁場についての研究も行われてきた。

この章では、各節の主な結論や勧告を集約すると同時に、健康リスク評価の全般的な結論についても紹介する。この中で、影響を示す証拠がどのくらい強いかを示す用語を用いているが、その定義は以下の通りである。証拠が「限定的」という用語を使うのは、その研究が一つしかない場合や、多くの研究があっても研究デザインや実施方法、結果の解釈について未解決の問題がある場合である。また、証拠が「不十分」という時は、定性的あるいは定量的な限界のために影響の有無を判断できない場合や、判断に利用できるデータがない場合に用いる。

知識の空白部分も明らかになったので、空白部分を埋めるために必要な研究について「研究への勧告」の中でまとめている。

一・一　要約

一・一・一　発生源、線量測定、曝露

電磁場は、電気が発生して送電線やケーブル（被覆電線）で配電される所では、どこでも存在する。電気製品で電気を使う場合も同様だ。電気の使用は、現代生活では必須な部分であり、こうした電磁場は、われわれの環境のいたるところに存在する。

電場（電圧によって生じる場）は、ボルト／メートルまたはキロボルト／メートルの単位で測定される。磁場（電流によって生じる場）はテスラ（T）の単位で測定するが、通常は、ミリテ

スラ（mT）かマイクロテスラ（μT）が測定単位となる（なお、一ミリガウスは〇・一マイクロテスラ）。

電力周波数（五〇または六〇ヘルツ）の磁場による居住環境の曝露は、世界のどこでも大きく変わることはない。家庭の平均磁場は、ヨーロッパでは〇・〇二五〜〇・〇七マイクロテスラであり、米国では〇・〇五五〜〇・一一マイクロテスラだ。家庭での電場の平均値は、数十ボルト／メートルまでだ。いくつかの電気製品のそばでは、瞬間的な磁場の強さが数百マイクロテスラになることがある。送電線の近くでは磁場が二〇マイクロテスラほどに達し、電場も数千ボルト／メートルになることがある。

小児白血病の発症率の増加にかかわる電力周波数の磁場（一・一・一〇で詳しく紹介、〇・三〜〇・四マイクロテスラ）を超える磁界に住む子供は少なく、おおよその計算では、子供全体の一〜四パーセントが〇・三マイクロテスラを超す曝露を受けており、一〜二パーセントの子供が〇・四マイクロテスラを超す曝露を受けている。

職業上の曝露は主に電力周波数の電磁波によるものだが、他の周波数の曝露を含むこともある。職場の平均的な磁場曝露については、電気に関わる職業の方が、事務仕事などの他の職業よりも高い曝露を受けている。電気工や電気技術者の平均値は〇・四〜〇・六マイクロテスラであり、送電線関係の作業者の場合は一・〇マイクロテスラになる。最も高い曝露を受けているのは溶接工や鉄道機関士、ミシンの操作者で、三マイクロテスラを超えることがある。職場での最大曝露量は一〇ミリテスラ（一万マイクロテスラ）に達することがあるが、この場合は必ず、高電流を流す導線の存在が関係している。電気を供給する業界では、労働者が最大三〇キロボルト／メートルの電場に曝露されることもあり得る。

一・一・二　体内の電場と磁場

超低周波の電場と磁場を外部から曝露されると、体内に電場と電流が誘導される。「線量測定」は、外部からの電磁場と、体内に誘導される電場や電流密度との関係について明らかにする。あるいは、電磁場の曝露と関連する他のパラメーター（要素）との関係を説明する。局所的に誘導された電場や電流密度は、神経や筋肉のような興奮性組織の刺激に関係しているため、特に興味をひく。

人間や動物の体は、超低周波の電場の空間分布を明らかに攪乱する。低周波数では、体は良好な伝導体となる。そして、乱された電場の向きは、体の表面にほとんど垂直となる。曝露された体の表面には電荷が誘導され、体内に電流を生じさせる。超低周波の電場に人体が曝露された場合に、「線量測定」で見られる主な特徴は以下の通りだ。

・体内の電場は通常、外部の電場の値よりも五～六桁ほど小さい。
・電場の曝露はほとんど垂直なので、誘導された場の主な方向も垂直になる。
・外部からの電場による最も強力な誘導電場は、足が地面に完全に接した（電気的に接地した）人体に生じ、最も弱い誘導電場は、地面から遮蔽された（自由空間の）人体に生じる。
・地面に完全に接した人体の中を流れる総電流は、体の組織の伝導性よりもむしろ、人体の大きさや（姿勢を含めた）形状によって決まる。
・さまざまな臓器や組織の中を流れる誘導電流の分布は、それぞれの組織の伝導性によって決まる。
・誘導電場の分布は伝導性に影響されるが、誘導電流の受ける影響よりは小さい。
・間接的な誘導という別個の現象もあり、伝導性の物体が電場の中にあると、その物体と接触することによって人体内に電流が生じる。

磁場については、（人体の）組織の通過性は空気と同じであり、したがって、組織内の磁場は外界と同じになる。人間や動物の体は磁場を大きくは乱さない。磁場の（人体との）主な相互作用は、電場のファラデー誘導であり、それに関連した伝導性組織の内部の電流密度だ。超低周波の磁場に人体が曝露された場合の「線量測定」の主な特徴は以下の通りだ。
・誘導電場と電流は、外部の磁場の方向によって決まる。体全体に誘導される電場は、場の方向が体の前から後ろに向いている場合に最大となる。しかし、いくつかの個々の臓器では、場の向きが左右になっている場合に最大となる。
・最も弱い電場は、磁場の向きが体の垂直の軸に向いている時に誘導される。

・一定の磁場の強さや向きに対し、体が大きければ大きいほど、高い電場が誘導される。
・誘導された電場の分布は、種々の臓器や組織の伝導性によって影響を受ける。これらの臓器や組織は、誘導電流の密度分布に限定的な影響を及ぼす。

一・一・三　生物理学的メカニズム

超低周波の電場と磁場に対し、様々な直接的あるいは間接的な相互作用のメカニズムが提案されており、その妥当性（本当らしさ）について調べた。特に、電磁場に曝露された時に生物学的な過程で生じる信号が手当たり次第（ランダム）の固有ノイズ（電気的雑音）から分離できるかどうかを、さらに、そのメカニズムが科学的な原理や既存の科学的知識に異論を唱えるものかどうかについて、それぞれ検討した。多くのメカニズムは、電磁場の一定の強さ以上の場合にのみ、妥当性がある。しかし、妥当なメカニズムが明らかでない場合でも、それが科学的原理に合致していれば、非常に低い電磁場レベルでの健康影響の可能性は排除できない。

人体と磁場の直接的な相互作用として提案されたメカニズムの中でも、以下の三つのメカニズムが、他のメカニズムに比べ、より低い電磁場レベルで通用する可能性を持つ。神経ネットワーク内に誘導される電場、ラジカルペア（活性のある電子が二つできた状態）、マグネタイト（強磁性体）の三つだ。

超低周波電磁場の曝露によって組織内に誘導される電場は、単一の髄鞘神経繊維《ずいしょうしんけいせんい》を生物理学的に妥当な方法で刺激する。その刺激が起こるのは、内部の電場の強さが数ボルト／メートルを超える場合だ。電場がもっと弱い場合（二〇～一〇〇ミリボルト／メートル）には、単一の細胞ではなく、神経ネットワークのシナプスの伝達に影響する。神経システムによる、こうしたシグナル（信号）処理は、多細胞生物が環境中の微弱なシグナルを検出するために一般に用いている。神経ネットワークによる識別の下限として、一ミリボルト／メートルが提案されている。

ラジカルペアのメカニズムは、特定のタイプの化学反応に磁場が影響する方法として受け入れられている。一般的に言えば、低い磁場では、活性の高いラジカルの濃度を高め、高い磁場は濃度を下げる方法で影響する。このような濃度の増加は、一ミリテスラよりも低い磁場で見られる。このメカニズムを渡り鳥の航行と関連づけるいくつかの証拠がある。理論的な根拠とともに、超低周波磁場によって生じる変化と静的場による変化が似ていることから、五〇マイクロテスラ前後の地磁気よりはるかに小さい電力周波数の磁場が生物学的に重要な意味を持ちそうもないとされている。

マグネタイトの結晶、つまり、様々な形をした鉄酸化物の小さな強磁性結晶が、動物や人の組織の中から発見されている。フリーラジカルのように、これらは、渡りをする動物たちの方位や航行と結びつけられてきた。とはいっても、人間の脳内に存在する微量のマグネタイトは、弱い地磁気を検出する能力を与えてくれていない。極端な仮定に基づく計算では、マグネタイトの結晶に超低周波磁場が影響する下限値として、五マイクロテスラが提案されている。

このほかの直接的な生物理学的な相互作用としては、たとえば、化学結合の破断や荷電粒子に働く力、各種の狭い帯幅の共鳴メカニズムなどがあるが、一般公衆や職場の環境でみられる電磁場レベルの相互作用を適切に説明するとは考えられていない。

間接的な影響としては、電場によって誘導される表面電荷を人間は関知することができるし、伝導性のある物体に触れれば、痛いマイクロショックを起こすことが可能だ。小さな子供が、たとえば家庭の浴槽の蛇口に触っても、接触電流が起こりうる。これによって骨髄の中に生じる小さな電場は、おそらく、バックグラウンドのノイズのレベルを超えるだろう。しかし、これらが健康リスクを引き起こすかどうかは不明だ。

高電圧の送電線は、コロナ放電の結果として、電荷を帯びた粒子の雲を生じる。こうした雲は空中の汚染物質を皮膚や体内の気管に沈着させうるし、おそらく、健康に悪影響を及ぼすとの提案がある。しかし、たとえコロナイオンの影響があるとしても、最も曝露される人に対してさえ、健康上の長期リスクには小さな影響しかないように見える。

前述の三つの直接的なメカニズムのいずれも、人々が一般に出会う曝露レベルで病気の発生増加の妥当な原因になるとは思えない。実際のところ、これらのメカニズムは、もっと高い磁場のレベルでしか妥当でないし、間接的なメカニズムはまだ十分に調べられていない。妥当なメカニズムがまだ明らかになっていなくても、健康への悪影響の可能性を排除するものでなく、生物学や疫学からのより強い証拠を必要としている。

一・一・四　神経的行動

電力周波数の電場に曝露すると、表面電荷の効果によって、十分に定義された生物学的反応が引き起こされる。それは、感知するだけのものから、不快なものまである。こうした反応は、電場の強さや外部の環境条件、個々の感受性によって決まる。ボランティアの一〇パーセントが嫌だと感じる閾値（いき値）は、二一～二〇キロボルト／メートルで、五パーセントの人が嫌だと感じるのは一五～二〇キロボルト／メートルだ。人から地面への火花放電については、五キロボルト／メートルの電場でボランティアの七パーセントが痛いと感じる。荷電した物体から接地した人を通って起きる放電の閾値は、物体の大きさによって決まり、個別に評価する必要がある。

高強度の磁場や急速なパルス状の磁場は、末梢神経や中枢神経の組織を刺激できる。こうした影響は、磁気共鳴断層撮影（ＭＲＩ）の操作で起こりうるし、頭蓋骨を貫く磁気刺激としても用いられる。直接的な神経刺激を起こす電場の強度の閾値は、理論的には、五ボルト／メートルのあたりに存在する。この閾値は、数ヘルツから数キロヘルツの周波数の範囲では一定になりやすい。てんかんを患ったりその傾向がある人は、中枢神経システム（ＣＮＳ）に誘導される超低周波の電場をより感知しやすくなっている。さらに、ＣＮＳの電気刺激の感受性は、発作の家族履歴のほか、三環系抗うつ剤や神経弛緩物質、発作の閾値を下げる薬品の使用と関連性があるように見える。

ＣＮＳの一部である網膜の機能は、神経刺激を直接起こす超低周波磁場のレベルよりずっと小さな曝露によって影響を受ける。「磁気眼内閃光」と呼ばれる、明滅する光の興奮は、誘導された電場と網膜内の電気的興奮性細胞との相互作用によって起こる。網膜の細胞外液に誘導される電場の閾値は、二〇ヘルツの周波数では一〇～一〇〇ミリボルト／メートルの中間にあると推定されてきた。しかし、こうした数値にはかなりの不確実性が伴っている。

ボランティアを使って脳の電気活動や認識、睡眠、電磁波過敏症や気分などの神経行動上の影響を調べた研究で得られた証拠は、それほどはっきりしてない。一般的に言って、そうした研究は、上記のような影響を引き起こすのに必要な曝露レベルよりも低いところで行われており、せいぜい、微妙で一時的な影響といった証拠しか示していない。そうした反応を引き出すのに必要な条件は、まだ十分に定義されていない。認識を調べる仕事において反応時間や正確性の低下に電磁場強度がかかわる証拠がいくつか出ており、その証拠は、脳の総体的な電気活動の研究結果によって支持されている。磁場が睡眠の質に影響しているかどうかを調べた研究からは、お互いに一致した結果が報告されていない。こうした不一致の原因の一部は、研究方法の計画の違いにあるのかも知れない。

ある人々は、電磁場全般に過敏であると主張している。しかし、二重盲検方式の刺激研究から得られた証拠によると、こうした症状が電磁場曝露と関連していないことを示唆している。超低周波の電磁場がうつ病の症状や自殺の原因になることについては、証拠が一致しておらず、断定的なものでない。

超低周波の電磁場への曝露が、動物の神経行動的な機能に影響する可能性について、一定範囲の曝露条件のもとで、多くの視点から調査が行われた。確立された強い影響は少ししか見つかっていない。電力周波数の電場が動物によって感知されることには、十分な証拠がある。その大半は表面電荷の効果による結果のようであり、一時的な興奮や弱いストレスを引き起こす。ネズミの場合は、三〜一三キロボルト／メートルの間で感知する。齧歯類は、五〇キロボルト／メートルよりも強い電場で忌避行動を示した。電場に依存する可能性のある他の変化は、十分に定義されていない。実験室での研究は、微妙で一時的な影響の証拠しか示していない。磁場への曝露が、脳内の人工アヘンやコリン系の神経伝達システムの機能を変調させるかもしれないという証拠はいくつかある。この証拠は、無痛覚への影響の研究や、空間的な記憶作業の習得や仕事ぶりへの影響の研究などの結果によって、支持されている。

一・一・五　神経内分泌システム

居住や職業面の疫学研究とともに、ボランティアを使った研究の結果は、電力周波数の電場や磁場への曝露によって神経内分泌システムが悪影響を受けないことを示唆している。この結果は特に、松果体から出るメラトニンのような、神経内分泌システムのホルモンの循環濃度にあてはまる。その中には、脳下垂体から分泌され、体の代謝や生理学にかかわる他の多くのホルモンも含まれる。曝露の特性と関連して、メラトニンの分泌のタイミングが微妙に変化することが何度か確認されているが、こうした結果は互いに一致していない。ホルモン濃度に影響する多様な環境や生活様式のパラメーターの混同を排除することは非常に困難だ。ボランティアを使って夜間のメラトニン濃度への超低周波電磁波の影響を調べた多くの研究の中で、混同（交絡）の可能性を抑えるように配慮した研究では曝露の影響は見られなかった。

電力周波数の電場や磁場の曝露がラットの松果体や血漿のメラトニン濃度に与える影響について、多くの動物実験がある。その中には、曝露が夜間のメラトニンを抑制したと報告する研究がいくつかある。

メラトニンのレベルの最初の変化は、一〇〇キロボルト／メートルまでの電場を曝露した早期の研究で見つかったが、再現試験では確認されなかった。その後の一連の研究で、夜間のメラトニン濃度が回転磁界によって抑制されたとする報告があったが、曝露された動物と対照動物とで不適当な比較があり、その発見の価値は弱まった。数マイクロテスラから五ミリテスラまでの磁界強度で齧歯動物を使った他の研究では、メラトニンの抑制を示す結果もあれば、無変化を示す結果もあって、はっきりしなかった。季節繁殖性動物の実験では、電力周波数の電磁場の曝露がメラトニン濃度やメラトニン依存性の生殖状態に与える影響についての証拠は、決定的に否定的なものだった。電力周波数の電磁場に慢性的に曝露された人間以外の霊長類（ヒヒ）の研究では、メラトニン濃度への確実な影響は見られなかったが、二匹の動物を用いた予備的な研究では不規則で間欠的な曝露によってメラトニンが抑制されたとの報告がある。

松果体からのメラトニンの産生や分泌に超低周波電磁場の曝露が及ぼす影響についてのインビトロ（試験管内）の研究は比較的少数だが、その影響にはむらがあった。インビトロの実験において、乳ガン細胞へのメラトニンの作用を超低周波曝露が妨げるという証拠は、興味をそそられるものだ。しかし、このシステムの細胞ライン（細胞の系統）は培養する際、しばしば遺伝子的に成り行き任せとなり、研究所の間で交換するのを妨げやすい欠点を持つ。

多くの種類のほ乳類で、ストレスに関与する脳下垂体―副腎系のホルモンで一致した効果は見られなかったが、例外として、十分に感知するレベルの超低周波電場の曝露を始めると短時間のストレスが起きた。同様に、研究はほとんど行われていないけれども、生長ホルモンや代謝活性を制御するホルモン、生殖や性的発達の制御に関係するホルモン濃度への影響として、ほぼ否定的かあるいは首尾一貫しない結果が見られている。

これらのデータを総合すると、人の健康に悪影響するという意味では、超低周波の電磁場（あるいは、電場と磁場が単独で）は神経内分泌システムに影響しない。従って証拠は不十分と考えられる。

一・一・六　神経退行的不調

これまで仮説として、超低周波電磁場への曝露が、いくつかの神経退行的疾病に関連しているといわれてきた。パーキンソン病や様々な硬化症については、研究の数は少ないけれども、これらの病気との関連を示す証拠はない。アルツハイマー病やALS（筋萎縮性側索硬化症）については、より多くの研究が発表されている。いくつかの研究は、電気関係の職業に従事した人々がALSの増加リスクを持つかも知れないことを示す。この関連性を説明できる生物学的なメカニズムはまだ確立されていない。ただ、電気関係の職業に関係した混同（交絡）因子、たとえば電気ショックのようなものによって、起きているかも知れない。総じて言えば、超低周波の曝露とALSの関連を示す証拠は不十分である。

超低周波の曝露とアルツハイマー病の関連性を調べたいくつかの研究では、結果の一致が見られていない。しかし、アルツハイマー病の死亡率よりもむしろ罹患率に焦点を絞った質の高い研究では、この関連性は示されていない。まとめて言えば、超低周波とアルツハイマー病との関連を示す証拠は不十分である。

一・一・七　心臓血管系の不調

短期や長期の曝露の実験研究によれば、電気ショックは明白な健康面への危険だ。しかし、他の心臓血管系への危険な影響については、一般の環境や職場環境で出会う超低周波の曝露レベルでは起きそうもないことをこれらの研究は示している。様々な心臓血管系の変化が文献で報告されてきたが、その大半の影響は小さく、それらの研究の間でも結果の一致が見られていない。一つの例外を除いて、心臓血管系の病気の罹病率や死亡率の研究のどれも、曝露との関連性を示していない。心臓を制御する自律神経の変化と曝露との間に一定の関連があるかどうかは、推測の段階だ。以上のことから、超低周波への曝露と心臓血管系の病気との関連を支持する証拠はない。

一・一・八　免疫学と血液学

超低周波の電場あるいは磁場が、免疫システムの構成要素に影響するという証拠は、一般的に言って、研究の一致が見られていない。細胞集合や機能的標識の多くは曝露によって影響を受けない。しかし、一〇マイクロテスラ〜一ミリテスラの磁場を受けた人間の研究のいくつかでは、ナチュラルキラー細胞の変化が見つかり、細胞数が増加したり減少したりしている。全体の白血球数は変化しなかったり、減ったりしていた。動物研究では、ナチュラルキラー細胞の活性の減少がメスのマウスで見られ、その一方で、雄のマウスや雌雄のラットでは、減少は見られなかった。動物への曝露は、二マイクロテスラ〜三〇ミリテスラと（人間よりも）広い範囲で行われた。これらのデータからの健康影響の可能性については、曝露や環境条件の変動幅が大きいこと、実験の被験者数が比較的少数であること、多様な実験目的から、解釈が非常に困難だ。

血液システムへの超低周波磁場の影響については、少数の研究しか行われていない。特異的な白血球の数を調べる実験では、二マイクロテスラ～一ミリテスラの範囲で曝露が行われた。超低周波磁場への急性曝露や超低周波の電場と磁場を重ねた急性曝露による人や動物を使った研究では、互いに一致した影響は見つかっていない。従って、免疫系や血液に超低周波の電場または磁場が影響するとの証拠は不十分と考えられる。

一・一・九　生殖と発達

全体として疫学的研究は、人間の母親あるいは父親への超低周波電磁場の曝露と生殖の悪影響との間に関連性を示していない。母親への磁場曝露に関連して流産のリスクが高まるというくつかの証拠があるが、この証拠は不十分である。

一五〇キロボルト／メートルまでの超低周波電場の曝露が、数種類のほ乳類を使って調べられ、その中には、大規模の集団や数世代にまたがる研究も含まれている。研究結果は一貫して、発達への悪影響を示していない。

ほ乳類への超低周波磁場の曝露では、二〇ミリテスラまでの磁場が使用されたが、総じて、外観や内臓、骨格の奇形を引き起こしていない。いくつかの研究で、ラットとマウスの両方で小さな骨格異常の増加を示している。骨格変化は、奇形学研究では比較的ありふれて見られるものであり、生物学的には重要でないと考えられている。しかし、磁場が骨格の発達に与える微妙な影響について、排除することはできない。生殖への影響に取り組む研究は非常に少数であり、それらの研究から結論を引き出すことはできない。

ほ乳類でない実験モデル（ひよこの胚、魚、ウニ、昆虫）に超低周波磁場を曝露させた実験では、マイクロテスラ程度の強さの磁場が初期の発達を妨げることを示している。しかし、非ほ乳類の実験モデルの知見は、発達毒性の全体的な評価における重要性では、ほ乳類の研究に比べると低い。

総合して言えば、発達や生殖への影響を示す証拠は不十分である。

一・一〇　ガン

ＩＡＲＣ（国際がん研究機関）が超低周波電磁波を「人体への発ガンの可能性あり」と決めた分類は、二〇〇一年を含めてそれ以前に入手できる全データが根拠となっている。今回のＥＨＣ（環境保健基準）の文書では、主に、ＩＡＲＣによる文献レビューの後に出された研究に焦点を置いてレビュー（精査）を行った。

「疫学」

ＩＡＲＣの分類は、小児白血病の疫学的研究で判明した関連性に大きく影響された。この時に出た、証拠が「限定的」という分類は、二〇〇二年以降に発表された二つの研究を加えても、変更されない。ＩＡＲＣの専門文書の発表以降に出た他の種類の小児ガンについての証拠もまだ、「不十分」なままである。

ＩＡＲＣの専門文書が出てからも、成人女性の乳ガンのリスクと超低周波磁場の曝露の関連について多くの報告が発表された。これらの研究は以前のものに比べて規模が大きく、バイアスの影響を受けにくくなっており、総じて（関連性について）否定的だ。これらの研究を含めて考えると、超低周波磁場の曝露と乳ガンリスクとの関連性を示す証拠はかなり弱まっており、この種の関連性を裏付けるものではない。

大人の脳腫瘍と白血病については、ＩＡＲＣの専門文書以降に発表された新たな研究は、超低周波磁場とこれらの病気のリスクの関連性を示す証拠が「不十分だ」とするこれまでの結論を変えるものでない。

その他の病気や他のガンについては、証拠はまだ不十分である。

「実験動物の研究」

いまのところ、小児白血病で最もありふれた型である「急性リンパ芽球性白血病」の適当な動物モデルがない。

ラットを使った三つの独立した大規模な研究が行われ、自然発生的な乳腺腫瘍の発症に超低周波磁場が影響する証拠は示されていない。大部分の研究によれば、齧歯類モデルでは、超低周波磁場による白血病やリンパ腫への影響はない。齧歯類を使ったいくつかの大規模で長期間の研究によれば、造血や乳腺、脳、皮膚を含め、あらゆる種類のガンについて、一貫した増加は見られなかった。

かなりの数の研究が、ラットを使って、化学的に誘導した乳腺腫瘍への超低周波磁場の影響について調べている。一致しない結果が得られており、その原因は、特殊な亜種の使用など、実験の実施計画の差異によるものかもしれない。化学的な誘発や放射線誘発の白血病／リンパ腫の実験モデルに超低周波磁場が及ぼす影響について、大部分の研究は否定的である。前ガン状態の肝臓病変や化学誘発した皮膚ガン、脳腫瘍についての研究は、主として否定的な結果を報告している。単一の研究において、紫外線誘導の皮膚ガンの腫瘍形成が超低周波磁場の曝露によって加速されたことを報告している。

二つのグループが、超低周波磁場へのインビボ（生体内）曝露の後に脳組織を調べたら、DNA鎖の切断が増えていたことを報告している。しかし、他のグループが様々な遺伝毒性の異なった齧歯類を使って実験を行ったが、遺伝毒性効果を示す証拠は見つけられなかった。ガンに関連する非遺伝子毒性を調べた研究の結果も、決定的なものでない。

総じて言えば、超低周波磁場の曝露が単独で腫瘍を引き起こす証拠はない。超低周波磁場が発ガン物質と共同で働いて腫瘍の発達を促進するという証拠は、「不十分」である。

インビトロ（試験管内）研究

一般的に、超低周波の電磁場を細胞に曝露した研究によると、五〇ミリテスラより低い磁場では、遺伝子毒性を引き起こさないことを示している。注目すべき例外は、ＤＮＡの損傷が三五マイクロテスラという低い磁場強度で起きたと報告した最近の複数の研究だ。

しかし、これらの研究はまだ評価途中であり、この発見に対するわれわれの理解はまだ不完全だ。また、超低周波磁場がＤＮＡ損傷因子と相互作用するかもしれないという証拠が増えている。

超低周波の磁場が細胞周期の制御に関連する遺伝子を活性化するという、明白な証拠はない。しかし、全ゲノムの応答を分析する体系的な研究が今後、行われるべきだ。

多くの他の細胞の研究、たとえば、細胞増殖やアポトーシス（細胞の自発的な死）、カルシウム信号伝達、悪性変性などについての研究は、結果が互いに一致しておらず、結論がはっきりしていない。

「全体的な結論」

二〇〇二年のＩＡＲＣの専門文書以降に発表された人間や動物、試験管内といった新たな研究は、超低周波磁場を「人間の発ガン可能因子」とした分類を変えるものではない。

一・一・二　健康リスク評価

ＷＨＯ憲章によれば、健康とは、「完全に肉体的、精神的、社会的に良い状態であり、単に病気や疾患がないことではない」としている。リスク評価とは、健康や環境の結果の評価にかかわる情報を体系的に精査するための概念的な枠組みだ。健康リスク評価はリスクマネジメントへの入力情報として使われ、そのマネジメントは、（電磁波などの）曝露によって特別な行動が必要とされているかどうかを決め、こうした行動を取ることまでの全活動を含んでいる。

人間の健康リスクの評価にあたって、利用できる十分な人間に関するデータは、動物に関するデータよりも一般的に有益である。動物やインビトロ（試験管内）の研究は、人間の研究から得られた証拠を裏付け、人間の研究では不十分だったり研究自体が存在しなかったりする際に、リスク判断をするために使われる。

すべての研究は、肯定的な影響でも否定的な影響でも、それ自身の長所において評価され判断されなければならず、さらに、すべてをひっくるめて証拠の重さというやり方で評価される必要がある。曝露が結果の原因になるという可能性について、どの程度まで証拠が必要かを決めることが重要だ。異なったタイプの研究（疫学や実験室の研究）において同様の結論が出たり、同じタイプの多様な研究が同一の結果を示したりすれば、影響を示す証拠はさらに強化される。

「急性影響」

一〇〇キロヘルツまでの超低周波の電場や磁場に曝露された場合に、健康が悪影響を受ける急性の生物学的な影響はすでに確立されている。従って、曝露を制限する基準値は必要である。この課題に取り組む国際的なガイドラインが存在する。これらのガイドラインを遵守することは、急性影響に対する適切な保護策となる。

「慢性影響」

電力周波数の弱い強度の磁場（〇・三〜〇・四マイクロテスラ）を日常的、慢性的に浴びて健康リスクが生じるという科学的な証拠は、疫学研究に基づいており、これらの研究では小児白血病のリスクが増加するという一貫した傾向を示している。この危険評価における不確実性としては、電磁波と小児白血病の関連性に対する対照（症例と比べるための一般例）の選択バイアスや曝露の誤分類が挙げられる。さらにつけ加えれば、ほとんどすべての実験の証拠やメカニズム的な証拠は、超低周波磁場と生物学的な機能変化や病気との関連性を裏付けていない。こうしたことを考慮すると、（弱い強度の超低周波磁場の慢性曝露と小児白血病との関連を示す疫学上の）証拠は、因果関係があるとみなされるほど十分に強くはないが、「心配である」という点では十分に強い。

磁場曝露と小児白血病の因果関係は確立されていないが、将来の政策をまとめるのに有益な情報を提供するため、公共の健康に与える影響の大きさの可能性について計算を行った。この計算は、曝露分布や他の仮定に大いに左右されるため、非常にあいまいである。それでも、曝露が原因の可能性のある小児白血病の症例数は、世界中で一年間に一〇〇例～二四〇〇例あると推定できる。二〇〇〇年の世界中の小児白血病の発症者は四万九〇〇〇人と推定されており、その中では、これは非常に小さな割合である。このように地球的な背景で見ると、公衆健康への影響は限定的で、不確実なものになる。

ほかの多くの病気がこれまで、超低周波磁場の曝露との関連性の可能性について、調査されてきた。この中には、こどもや大人の他の種類のガンやうつ病、自殺、生殖の機能障害、発達障害、免疫不調、神経学的疾病が含まれている。超低周波磁場とこれらの病気のつながりを支持する科学的な証拠は、小児白血病の証拠よりもずっと弱い。いくつかのケース（たとえば、心臓血管系の病気や乳ガン）について、磁場がこれらの病気を引き起こさないという確信を示す十分な証拠がある。

一・一・一二　防御対策

超低周波の電場や磁場の曝露によって起こる確立された悪影響から保護するため、曝露制限値を設定することは極めて重要である。これらの曝露制限値は、関係するすべての科学的証拠の徹底的な精査に基づいていなければならない。

これまでに確立されているのは急性影響だけだ。これらの急性影響から保護するため、二つの国際的な曝露制限のガイドライン（一九九八年設定のＩＣＮＩＲＰ、二〇〇四年設定のＩＥＥＥ）が作られている。

これらの確立された急性影響のほかに、慢性的な影響の存在について不確実性がある。その理由としては、超低周波磁場の曝露と小児白血病のつながりに限定的な証拠しかないためだ。従って、予防的な対策を採用することが正しいやり方だ。しかし、曝露のガイドラインの制限値を予防の名の下に恣意的なレベルに引き下げるやり方は勧められない。そのやり方は、曝露制限値が基づいている科学的基盤を危うくするものであり、さらに、高価で必ずしも効果的でない防御方法を提供することになりやすい。

曝露を減らすため、他の適切な予防措置を行うことは合理的で、正しい。しかし、電力は、明白な健康と社会的かつ経済的な利益を提供しており、予防的な取り組みは、これらの利益をそこなうべきでない。さらに、超低周波磁場の曝露と小児白血病を関連づける証拠の弱さと、公衆健康への限定された影響とを合わせると、曝露低減が健康に与える利益ははっきりしない。こうしたことから、予防的対策のコストは非常に低くすべきだ。曝露を減らすコストは国によって異なり、このため、超低周波電磁場の潜在的リスクとコストを均衡させる一般的な勧告を提供することは、非常に難しい。

以上のことを考えて、次のような勧告を提供できる。

・政策立案者は、一般公衆と労働者のために、超低周波電磁場の曝露についてのガイドラインを確立すべきである。曝露レベルや科学的検討の原則について検討する上で、最善の情報源になるのが国際的なガイドラインだ。

・政策立案者は、超低周波電磁場からの保護プログラムを確立すべきであり、そのプログラムの中には、ガイドラインの制限値の順守を確保するため、すべての発生源からの電磁場を測定することを含むべきだ。

・電力がもたらす健康や社会的かつ経済的利益を損なわないならば、曝露を減らすための非常に低コストの予防措置を行うことは、合理的で正しいことだ。

・政策立案者や地域の計画立案者、製造業者は新たな施設を建設したり、電気製品を含む新たな装置を設計したりする際には、非常に低コストの対策を実施すべきだ。

・設備や装置の超低周波の発生を減らすための工学的な変更については、より大きな安全性などの付加的利益を生み出すとか、非常に低コストですむ場合に、そうした変更を考えるべきだ。

・既存の超低周波発生源の変更を検討する場合は、超低周波の電磁場の削減について安全性や信頼性、経済的な面とともに検討すべきだ。

・地域の行政当局は、意図しない接地電流を減らすため、配線工事の規制を、新規の配線や既存施設の再配線の際に実施すべきだ。配線工事の違反や既存の配線がらみの問題を過去にさかのぼって突き止める対策は、費用がかかるし、正しいとはいえないだろう。
・国の当局は、すべての利害関係者が参加して十分な情報に基づいて意思決定を行うことを可能にするため、効果的で率直な意思疎通の手順を実施するべきだ。この中には、個人個人が自身の曝露をどのようにしたら減らせるのかといった情報も含むべきだ。
・地域の行政当局は、超低周波電磁場を出す設備について、その立案方法を改善するべきだ。その中に、主要な超低周波電磁場の発生源の立地の際に業界や地域行政当局、市民などの間の十分な協議を含める必要がある。
・政府や産業は、超低周波電磁場の曝露による健康影響についての科学的知識の不確実さを減らすための研究計画を推進するべきだ。

一・二　研究への勧告

超低周波電磁場の曝露による健康影響の知識の空白部分を明らかにすることは、健康リスク評価の重要な役割だ。この結果、今後のさらなる研究を求める以下のような勧告がまとまった。

（この要約は表）

何よりも必要なものとして、三〇〇ヘルツから一〇〇キロヘルツの周波数とされる「中間周波数」（ＩＦ）の一層の研究が求められている。その理由は、この領域のデータが現在不足しているからだ。健康リスク評価をするのに必要な知識基盤が非常にわずかしか集まっておらず、既存の研究の多くも、互いに一致しない結果を出しており、さらなる実証を必要としている。ＩＦの健康リスク評価に必要な十分なデータベースを作る条件として、曝露評価方法のほか、人間についての疫学や実験室の研究、さらに動物や細胞（インビトロの）の研究が含まれる。すべてのボランティアを使った研究に対し、人間の被験者に対する研究は、倫理原則に完全に合致して実施されることが絶対的に必要であり、それには、ヘルシンキ宣言の条項（世界医学協会、二〇〇四年）も含まれている。

実験室の研究において最優先されるものは、これまでに報告されている応答に関するものであり、それには四つのものがある。一つは、再現や確認のための証拠が少なくともあることだ。二つ目は、潜在的に発ガン遺伝性（たとえば遺伝毒性）に関連する可能性のあるものだ。三つ目は、メカニズムの分析をやれるくらいに強い反応であることだ。四つ目は、は乳類か人間のシステムで起きている反応というものだ。

一・二・一　発生源、測定、曝露

各国における超低周波の高曝露を受ける家庭の特性をさらに説明すること、つまり、家の内外の電磁波発生源の相対的寄与や配線／接地の影響、家の他の特性を明らかにすることは、疫学的評価にかかわる曝露測定法を特定するための参考になる。ここで重要なことは、超低周波電磁場による胎児や子供への曝露のさらなる理解である。特に、床下の電気暖房といった居住面での曝露や、アパートの建物の変圧器からの曝露といったものについての理解だ。

職業曝露のいくつかの例で、現行の超低周波のガイドラインの制限値を超えている疑いがある。仕事に関係した曝露（非電力周波数を含めて）について、さらに多くの情報が必要であり、例えば、電流が流れている電線の保全作業やＭＲＩの磁石トンネル内や周辺での仕事（急傾斜でスイッチを切り替える際の超低周波を含む）、輸送システムの仕事などについての情報だ。同様に、一般公衆がガイドラインの制限値に近い曝露を受けていることについて、さらに知識を増やす必要がある。その例としては警備システム、図書館の消磁システム、誘導調理法（ＩＨ加熱器）、水を加熱する電気製品のような発生源である。

接触電流への曝露によって、超低周波磁場と小児白血病の関連性を説明できるという提案がある。家庭内で接触電流を起こすような電気接地や水道配管の可能性を評価するため、米国以外の国でも研究を行う必要がある。このような研究は、超低周波と小児白血病についての重要な疫学的結果にかかわる国々で優先事項になるだろう。

一・二・二　線量測定法

これまで、研究室の研究の大部分は、基本的な測定基準として、体内に誘導される電流に基礎を置いてきた。従って線量測定法は、この量に焦点をあててきた。ごく最近になってから、外部曝露と誘導電場との関係を探る作業が始まった。生物学的影響をより理解するためには、様々な曝露条件に対する内部電場のデータがもっと必要とされている。

外部の電場や磁場が共同で影響する内部電場についての計算が、様々な形態について行われるべきだ。つまり、電磁場の位相外や空間的変化の寄与のベクトル的加算が、基本的な曝露基準の順守問題を評価するために必要だ。

適切な解剖模型をもとにした妊娠女性や胎児の最新模型について、ごくわずかな計算しか行われていない。小児白血病問題に関連して、胎児の中の電場がもっと高く誘導される可能性について評価することは重要だ。ここでは、職場や居住環境で母親が受ける曝露も関連している。

誘導電場の効果に感受性が高いとされる神経ネットワークや、その他の複雑な副臓器システムを考慮するため、さらに微小な計量測定のモデルを改良する必要がある。このモデルの作成では、細胞膜の電位への影響や神経伝達物質の放出への影響を考慮する必要がある。

一・二・三　生物理学的メカニズム

現時点でこのメカニズムを理解する上で、明らかに限界がある分野が三つある。つまり、ラジカルペアのメカニズムであり、体内の磁気粒子であり、神経ネットワークのような多細胞システムの信号対雑音比率というものだ。

ラジカルペアのメカニズムは、低レベルの相互作用を本当らしく説明するメカニズムの一つだが、細胞の代謝や機能への重要な効果を仲介できることはまだ示されてない。これが、発ガンに関与したメカニズムとなりうるかどうかを判断するためにも、メカニズムが作用する曝露の下限値を理解することは特に重要だ。免疫応答として活性酸素を発生させる免疫システム細胞を、ラジカルペアのメカニズムの潜在力を調べる細胞モデルとして使うことが勧告されている。それというのも、最近の研究の中で、超低周波電磁場に曝露された免疫細胞で活性酸素が増加していたからだ。

現在の証拠では、人間の脳に存在する磁気粒子（マグネタイト結晶）によって、環境中の超低周波磁場の感受性を獲得するようには見えないけれども、そうした感受性が一定の条件下で存在しうるかどうかを探るため、より一層の理論的で実験的な取り組みが必要だ。さらに、マグネタイトの存在が、これまでに議論したラジカルペアのメカニズムに何らかの変更を加えることについても、探求すべきである。

多細胞システムが信号・ノイズ比率を改善するために脳内で作用する範囲について、さらに調査すべきである。その目的は、この範囲を定量化したり、又は何らかの限界を決定したりするための理論的枠組みを開発するためだ。脳内の海馬や他の部分の神経ネットワークの閾値や周波数応答についての研究は、インビトロ（試験管内）の研究のやり方で実施するべきだ。

一・二・四　神経挙動

睡眠や心理的作業への影響の可能性について、実験室においてボランティアを用いた研究を行うことが勧告されている。その際、調和された方法論的手続きによって実施する必要がある。これまでに使われたものより高い磁束密度と、広い周波数領域（たとえばキロヘルツの範囲）において、用量反応関係を明らかにする必要がある。

大人のボランティアや動物を使った研究によると、認識への急性影響が、強い電場あるいは磁場の短時間の曝露によって起こりうることを示している。そのような影響の特性を明らかにすることは、曝露制限の手引きを開発するのに非常に重要だ。しかし、子供における電磁場依存性の効果に関しては、明確なデータが不足している。実験室で超低周波電磁場に人々が曝露された場合の認識や脳波（ＥＥＧｓ）の変化について、研究を実施することが勧告されている。その中には、職業曝露を定期的に受ける大人や子供も含まれる。

幼弱な動物の行動研究は、子供たちが受ける認識への影響の可能性について、有益な指針を提供する。出生前や出生後の超低周波磁場への曝露が、神経システムや認識機能の発達に及ぼす影響の可能性について、研究すべきである。こうした研究は、神経細胞の成長に及ぼす超低周波磁場や誘導電場の影響を、脳の切片や培養神経を使って調べることによって、効果的に補強される。

潜在的な健康影響が、動物を使った人工アヘンやコリン物質の応答を示すデータによって示唆されており、その影響をさらに調査する必要がある。人工アヘンやコリン物質の応答の変化を動物を使って調べる研究は、拡大すべきである。これらの行動応答に対し、曝露パラメータや生物学的な基礎を定義する必要がある。

一・二・五　神経内分泌システム

神経内分泌応答に関する現在のデータベースは、超低周波曝露が人間の健康に悪い影響を及ぼすことを示していない。したがって、追加的な研究の勧告は行わない。

一・二・六　神経退行的不調

いくつかの研究が、電気的職業における筋萎縮性側索硬化症（ＡＬＳ）のリスクの増加を認めている。この稀な神経退行的病気の原因として超低周波磁場が関与しているかどうかを知るため、さらにこの関連を調査することが重要と考えられている。この研究には、大規模な前向きコホート研究が必要であり、その際、超低周波磁場の曝露や電気ショック曝露の情報について、他の潜在的なリスク要素の情報とともに、調べる必要がある。

超低周波磁場がアルツハイマー病のリスク要素となっているかどうかは、まだ疑問のままだ。

現在利用できるデータは十分でなく、この関連はさらに調査すべきである。死亡率のデータよりもむしろ、罹病率のデータを使うことが特に重要だ。

一・二・七　心臓血管系不調

超低周波磁場と心臓血管系疾病のリスクとの関連性について、さらに研究を行うことは優先事項と考えられない。

一・二・八　免疫学や血液学

超低周波磁場に曝露される大人の免疫や血液学的パラメーターに認められる変化は、一貫した結果を示しておらず、子供たちに利用可能な研究データも存在していない。従って、幼弱な動物を使って、その免疫や血液学的システムの発達に対して超低周波曝露が及ぼす影響の研究を行うことが勧告される。

一・二・九　生殖と発達

超低周波磁場の曝露と関連して流産のリスクが増加することを示すいくつかの証拠がある。そのような関連による公衆健康への潜在的影響の大きさを考慮すれば、さらなる疫学的な研究が勧告される。

一・二・一〇　ガン

疫学的なデータは、超低周波磁場と小児白血病のリスク増加との関連を示している。しかし、この関連は、実験的なデータやメカニズム的なデータによって裏付けられていない。この対立を解決することは、この分野の研究の最優先課題だ。疫学者と実験的な科学者とがこの分野で共同研究することが勧告される。新たな疫学的研究が有益なものになるためには、曝露の新しい側面や他の要素との潜在的な相互作用、高曝露群に焦点を当てて行う必要がある。そうでなければ、この研究分野でもっと革新的なやり方に改める必要がある。付け加えて言えば、既存のプール解析に最近の研究データを追加し、さらに新しい見方を加えることによって、プール解析を最新のものにすることが勧告される。

子供の脳腫瘍の研究はこれまで、互いに一致しない結果を示してきた。小児白血病と同様に、子供の脳腫瘍研究のプール解析は非常に有益であり、それゆえに実施が勧告される。このプール解析は、選択バイアスの問題を含め、現存するデータについてのより大規模でより改良された見方を費用をかけないで提供してくれる。そのもととなる研究が十分に同質のものであれば、このプール解析はリスクの最善の評価を提供する。

成人の乳ガンについては、より最近の研究は説得力を持って、超低周波磁場の曝露との関連がないことを示している。従って、この関連についてのさらなる研究の優先度は低い。

成人の白血病や脳腫瘍については、職業曝露された人たちの現存する大規模コホート研究を更新することが、勧告される。白血病や脳腫瘍についての職業的研究とプール解析やメタ分析は、互いに一致しておらず、決定的なものでない。しかし、新しいデータがその後に発表されており、これらの分析の更新に用いるべきだ。

超低周波の低い磁場へのインビトロ（試験管内）の細胞応答や動物モデルの応答を確立することによって疫学的な証拠を支持することは、非常に優先順位が高い。そうした応答が実際に起こるのなら、研究所同士で広く交換することが可能となる。

遺伝子移植のげっ歯類の小児白血病モデルが、超低周波磁場の曝露の影響を研究するための適切な実験動物モデルとして、開発されなければならない。さもなければ、現存する動物研究の証拠の重さは、超低周波の磁場だけでは発ガン性の効果はないということになる。従って高い優先順位を与えるべきなのは、超低周波の磁場を共同発ガン因子として厳密に評価できるような、インビトロ（試験管内）の研究や動物を使った研究だ。

他のインビトロの研究では、間歇的な超低周波磁場の曝露によって遺伝子毒性の影響が出たと報告している実験について、再現実験を行うべきだ。

一・二・一一　防御対策

科学的に不確実な分野において、健康保護の政策を作り政策を実施するための研究が勧告されている。特に勧告されるのは、「人間の発ガン因子の可能性あり」と分類された超低周波磁場などに対する予防原則の適用やその解釈、予防対策の影響評価といった研究だ。ある因子が社会に突きつける潜在的健康リスクに不確かさがある場合、予防的対策は、公衆や労働者の適切な保護を確保するために正しいことだ。超低周波磁場のこの課題についてこれまで、限定的な研究しか行われてこなかった。その重要性ゆえに、もっと多くの研究が必要で、各国が予防原則を健康保護政策にまとめ上げることに役立つ。

電磁場に特に焦点を絞ったリスク認識や意思疎通について、一層の研究が勧告される。リスク認識全般に影響する心理的かつ社会的な要素は、これまで広く調査されてきた。しかし、電磁場におけるこれらの要素の相対的重要性の分析では、限られた研究しか行われてこなかった。最近の研究の提案によると、潜在的なリスクを伝える予防的対策は、リスク認識を変えて心配を高めたり減らしたりすることができる。従って、この分野をさらに深く研究することが正しい。

超低周波磁場の軽減のために費用対利益/費用対効果の分析を開発するための研究を実行すべきだ。政策の選択が社会にとって有益かどうかを評価するため、費用対利益あるいは費用対効果の分析を適用することは、これまで公的政策の多くの分野で研究されてきた。超低周波磁場にこの分析を適用する上でどのパラメーター（媒介変数）が必要かを明らかにする枠組みの開発が必要だ。評価には不確実性があり、定量的なパラメーターと非定量的なパラメーターを一体的にまとめる必要がある。

表　これからの研究への勧告

研究課題	具体的な内容	優先度
発生源、測定、曝露	高い超低周波磁場の曝露を受ける家のさらなる特性の描写	中程度
	MRIのような職業上の超低周波曝露の知識の空白の特定	高い
	子供の接触電流を誘導する居住環境の配線の影響についての米国以外での評価	中程度
線量測定	外部電磁場を内部電場と関係づける計算的な測定学の推進、特に、種々の方向の電磁と磁場の重畳曝露についての測定	中程度
	妊婦と胎児の誘導電場や誘導電流の計測	中程度
	神経ネットワークの細胞構造やその他の複雑な副臓器システムを考慮に入れて、微細な測定モデルの性能のさらなる改善	中程度
生物物理学的メカニズム	ラジカルペアのメカニズムの研究を、免疫系の細胞のような、活性酸素を発生させる細胞で実施	中程度
	超低周波の磁場感受性のありうる役割についてさらに理論的で実験的な研究を行うこと	低い
	超低周波電磁場によって神経系のような多細胞システムに誘導される内部電場への応答閾値を、理論的かつ細胞実験の手法で決定すること	高い

神経行動	広範囲の超低周波の高磁束密度を用いての、子供や職業曝露を受ける被験者を含めて、ボランティアを使った認識や睡眠、脳波の研究	中程度
	動物を用いての、出生前や出生後の曝露が認識機能に及ぼす影響の研究	中程度
	動物を用いての、人工アヘンやコリン（神経伝達物質の仲間）応答についてのさらなる研究	低い
神経退行的不調	電気的な職業における筋萎縮性側索硬化症（ＡＬＳ）について超低周波磁場との関連やそのリスクについての研究、超低周波磁場とアルツハイマー病の関連についての研究	高い
免疫学と血液学	幼弱な動物における、免疫システムや血液学的システムの発達に超低周波磁場が及ぼす結果についての研究	低い
生殖や発達	流産と超低周波磁場の曝露の関連についてのさらなる研究	低い
がん	新たな情報を用いて、小児白血病についての既存のプール解析の更新	高い
	小児脳腫瘍について既存の研究を用いてプール解析を行うこと	高い
	成人の白血病や脳腫瘍についての既存のプール解析やメタ分析の更新と、職業曝露を受ける人たちのコホート分析の更新	中程度
	超低周波の研究に使えるように、小児白血病の遺伝子移植の齧歯類のモデルを開発すること	高い

	インビトロ（試験管内の）や動物を使った研究によって、共同発ガン性効果の評価を行うこと	高い
	インビトロ（試験管内の）の遺伝子毒性の研究の再現試験をすること	中程度
防護的な措置	科学的不確実な分野において、健康保護政策の開発とその実施についての研究	中程度
	電磁場に焦点を絞っての、リスク認識や意思疎通についてのさらなる研究	中程度
	超低周波電磁場を減らすことについて、費用対利益／費用対効率性の分析方法の開発	中程度

あとがき

スモン病とキノホルムの関連を明らかにした故椿忠雄・新潟大教授の都内の自宅を訪ねた。妻の寿子さん（七九）は健在だった。当時のことを伺うと、三七年も前のことをはっきり記憶していた。「書斎で外が白々とするまで、頭を抱えて考え込んでいた姿が忘れられません」。スモン病患者の増加を憂慮し、新潟県内の病院だけでなく長野県諏訪市の病院も回って、疫学調査に没頭していた一九七〇年の夏の頃のことだ。

この調査をもとにキノホルム説を公表して一カ月後、厚生省の中央薬事審議会に参考人として出席する朝、背広を着せようとする寿子さんに、椿教授は「今日、通らなかったら大学を辞めるからね」と言った。育ち盛りの子供二人を抱えた寿子さんは、足が震えた。

後に、椿教授が記した文章がある。「この会（中央薬事審議会）の答申の決定を聞いた時、これでスモンの発生はなくなると思い、涙が流れるのをとめることができなかった」と。

学者生命を賭けたこの言葉を聞いた時、海軍の脚気を撲滅した高木兼寛のことが頭に浮かんだ。食事の栄養の偏りが原因であることを証明するため、練習鑑「筑波」による比較航海試験を行った時、椿教授と同じ気持ちだったからだ。

後に、若い軍医から、試験が失敗していたらと聞かれた高木は、「切腹してわびるつもりだった」と答えたという。「筑波」が最難関コース（チリ〜ハワイ、練習鑑「龍驤」で一五〇人発症）を乗り切った時、艦長が「ビヤウシヤ一ニンモナシアンシンアレ」（病者一人もなし安心あれ）と電報を送ってきたのも、高木の決死の覚悟を知っていたからだろう。

まさに高木と椿、二人の研究者としての勇気と使命感が大勢の命を救った。そう考えて電磁波問題の取材を振り返ると、日本の疫学調査を含め、これに関わった研究者たちに二人のような気概があったのだろうかと疑問に思う。

疫学調査の代表をつとめた兜真徳氏は、最後まで、理不尽な国の仕打ちと闘う姿勢だったが、他の多くの研究者たちはどうだったのか。文科省の最低評価が出てから、電磁波の影響を認めない国の姿勢に恐れをなし、しっぽを巻いて逃げてしまったのではないか。中傷や批判を浴びながらも、孤軍奮闘する兜氏一人を残して。中には、機を見るに敏というのか、電磁波の影響はないという立場で国の研究に関わる「御用学者」になった例もある。

執筆を終わって思うのは、現在の電磁波問題は、五〇年前の水俣病と同じ経過をたどっているのではないだろうかという疑問だ。

あの時も、当初は、熊本大医学部だけでなく、国立公衆衛生院疫学部を中心とした厚生省の研究班も現地調査に入り、精力的に調査を行った。同研究班が一九五七年三月に出した報告書では、水俣湾の魚介類が原因であり、新日本窒素工場の排水を調査して発生の原因を明らかにしたいと明言していた。だが、この排水調査は行われないままだった。

調査を妨害したのは、工場への立ち入りと排水の提供を拒否した新日本窒素だけでなかった。当時の通産省も、原因をうやむやにするのに加担した。

その最たる例が、一九五九年一一月一三日の閣議での、池田勇人通産大臣による「原因を水銀とするのは時期尚早だ」とする発言だった。この年の七月に熊本大による有機水銀説が発表され、厚生大臣から諮問を受けた食品衛生調査会も同年一一月一二日、「原因は水俣湾周辺の魚介類中の有機水銀だ」とする答申を出した。翌日の閣議での大臣発言は、答申が国の統一見解となるのを棚上げしただけでなく、同日、調査会の下で答申をまとめた水俣病食中毒部会を解散させた。一方、内閣きっての有力政治家だった池田氏は、翌一九六〇年七月に内閣総理大臣となり、日本の高度経済成長を進める立役者となった。

通産省の介入と前後し、有機水銀説に対抗し、化学工業界や御用学者たちから珍説や奇説が相次いで発表され、原因の確定は引き延ばされた。旧日本軍の爆薬投棄説や魚介類のアミン変質説などだ。結局、「水俣病は有機水銀中毒による公害病」と国が認定したのは、熊本大の発表から九年も過ぎた一九六八年九月のことだった。

電磁波問題も、最終決着までに何年もかかることだろう。WHOの新環境保健基準（EHC

二三八）が「さらなる研究の勧告」で指摘するように、電磁波との関連が疑われる多くの病気の発症メカニズムの解明など、研究課題は多い。予防対策とは別に、原因を解明できるのは研究者以外にない。高木や椿のような、有能で勇気ある研究者の出現を期待したい。

　新聞記者の自分にできることは、多くの電磁波被害者の生の声を取材することだと思い、各地を歩いた。文科省や経産省、厚労省に対し情報公開を求め、関係者からの証言でその裏付けを取った。この本の中で、そうした成果が生かせたと思う。最後に、取材でお世話になった多くの人たちにこの場を借りてお礼を述べさせていただきたい。

二〇〇七年八月下旬、群馬県高崎市で

松本健造

[著者略歴]

松本　健造（まつもと・けんぞう）
1948 年　福岡県生まれ。
1970 年　京都大学工学部卒業。
1973 年　京都大大学院修士課程修了。朝日新聞社に入社。
地方勤務の後、社会部や科学部で取材記者。調査報道によって、1980 年代後半に続発したオートマチック車の暴走などの欠陥車問題や、企業が社員に無断で保険加入させて死亡保険金を独占する悪習「団体定期保険」問題などを手がけた。
2004 年 4 月から高崎支局、07 年 9 月から平塚支局に勤務

［主な共著］昭和天皇崩御の前後の世相を描いた「ルポ・自粛、東京の 150 日」（朝日新聞社）、原発事故から 5 年目の現地ルポ「チェルノブイリ・汚染大地」（同）など。

告発《こくはつ》・電磁波公害《でんじはこうがい》

2007 年 9 月 25 日　初版第 1 刷発行　　定価 1900 円＋税

著　者　松本健造 ©
発行者　高須次郎
発行所　緑風出版
〒 113-0033　東京都文京区本郷 2-17-5　ツイン壱岐坂
［電話］03-3812-9420　［FAX］03-3812-7262
［E-mail］info@ryokufu.com
［郵便振替］00100-9-30776
［URL］http://www.ryokufu.com/

装　幀　堀内朝彦
制　作　R 企 画　　印　刷　モリモト印刷・巣鴨美術印刷
製　本　トキワ製本所　　用　紙　大宝紙業　　E2000

　ISBN978-4-8461-0714-7　C0036